# ÉTUDE CRITIQUE

# SUR LES RUPTURES DU PÉRINÉE

## ET LEUR TRAITEMENT

## (SUTURE IMMÉDIATE)

PAR

## FRÉDÉRIC LATOUCHE


Docteur en médecine de la Faculté de Paris,
Ancien interne en médecine et en chirurgie des hôpitaux de Paris
et de l'hôpital des Enfants-Malades (Enfant-Jésus)
Lauréat de l'Ecole de médecine de Caen
(1er Prix 1878 — 1er Prix 1879)

PARIS

G. STEINHEIL, ÉDITEUR

SUCCESSEUR DE H. LAUWEREYNS

2, Rue Casimir-Delavigne, 2

—

1886

# ÉTUDE CRITIQUE

# SUR LES RUPTURES DU PÉRINÉE

## ET LEUR TRAITEMENT

## (SUTURE IMMÉDIATE)

PAR

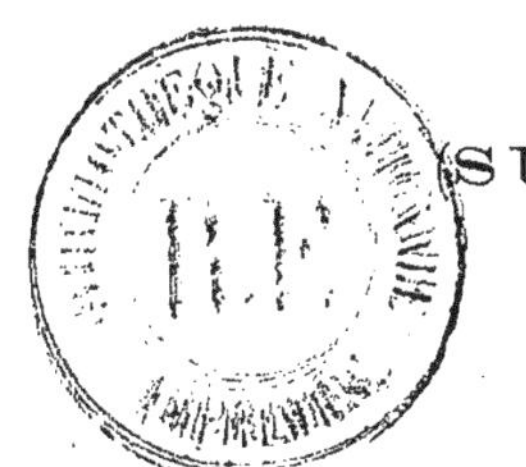

## FRÉDÉRIC LATOUCHE

Docteur en médecine de la Faculté de Paris,
Ancien interne en médecine et en chirurgie des hôpitaux de Paris
et de l'hôpital des Enfants-Malades (Enfant-Jésus)
Lauréat de l'Ecole de médecine de Caen
(1er Prix 1878 — 1er Prix 1879)

PARIS

G. STEINHEIL, ÉDITEUR

SUCCESSEUR DE H. LAUWEREYNS

2, Rue Casimir-Delavigne, 2

1886

À MON AMI D'ENFANCE .

Charles MARGUERIE


À MON AMI ET COUSIN

Paul LATOUCHE

# AVANT-PROPOS

Le mot périnéorrhaphie implique à lui seul l'idée d'une opération comprenant plusieurs temps et nécessitant un manuel opératoire complexe. Nous admettons donc parfaitement que l'on appelle périnéorrhaphie l'opération qui consiste à réparer un périnée rompu depuis plusieurs mois et dont les parties déchirées se sont cicatrisées sans se réunir. Dans ce cas, en effet, le chirurgien doit, dans un premier temps, se livrer à une dissection plus ou moins étendue, à un avivement plus ou moins considérable des lambeaux, et dans un second temps affronter les parties cruentées au moyen de sutures plus ou moins nombreuses et plus ou moins compliquées. Mais lorsque immédiatement après l'accouchement, l'on procède à la restauration d'un périnée, l'avivement et la dissection sont inutiles, tout se résume à suturer les lèvres d'une plaie béante et saignante ; et, dans ces conditions, nous refusons à cette restauration le nom de périnéorrhaphie pour lui donner celui de *suture immédiate* qui a l'avantage de bien indiquer et de bien préciser l'œuvre du chirurgien, en faisant disparaître une dénomination vicieuse trop longtemps acceptée et qui fut trop longtemps cause de confusions regrettables.

S'il nous est permis de faire à la première page de cette thèse une profession de foi, nous dirons hautement que nous sommes partisan convaincu de la *suture immédiate*. Toutefois, ne voulant pas nous enfermer dans le cercle restreint de la description de tel ou tel procédé, nous avons étudié comparativement les différentes périneorraphies et nous avons examiné les résultats fournis par elles aux diverses époques de la chirurgie.

Nous avons recherché les conditions dans lesquelles l'opération a été faite, et nous nous sommes attaché à prouver que les résultats modernes sont en général supérieurs aux anciens grâce aux progrès réalisés depuis quelques années dans l'art des pansements, grâce surtout à la méthode antiseptique.

Chemin faisant il nous a paru intéressant de jeter un coup d'œil sur la pathogénie des ruptures du périnée et de rechercher quelles causes maternelles ou fœtales président à sa disjonction ; nous pensons, en effet, que, connaissant mieux le mécanisme de la déchirure, le chirurgien ou l'accoucheur sera plus à même de l'éviter.

Enfin nous avons étudié les formes diverses des ruptures périnéales, les modifications qu'elles subissent dans telle ou telle circonstance, et ramenant tout au point de vue de la réparation, nous avons cherché à déterminer, en nous basant sur des observations, quel moment paraît être le plus propice à l'intervention chirurgicale.

Quant au manuel opératoire, nous l'avons un peu laissé dans l'ombre, et nous avons seulement passé en revue rapidement les divers procédés proposés.

Quand faut-il opérer? Tel est le point capital de notre thèse.

Nous la dédions à nos maîtres de Caen et de Paris, à ceux qui, dès le début et dans le cours de nos études, nous ont aidé de leurs conseils et instruit de leurs leçons.

Nous saluons avant tout la mémoire de notre cher et regretté cousin, le docteur Viger, de Caen, dont la constante affection nous fut si utile au début de notre carrière médicale, et nous inscrirons avec respect le nom de Rathery, notre premier chef dans l'internat et le meilleur des maîtres.

Nous remercions aussi MM. Benjamin Anger, Duguet, le professeur Duplay, Jules Voisin, Charpentier, Martineau et de Saint-Germain, auquel nous sommes heureux de rendre hommage pour la sympathie qu'il a bien voulu nous témoigner pendant les deux années que nous avons passées dans son service. Que MM. Charpentier, professeur agrégé, et Doléris, accoucheur des hôpitaux, acceptent l'assurance de notre gratitude pour tous les renseignements qu'ils nous ont gracieusement fournis.

Nous ne pouvons oublier non plus notre fidèle ami Barette, prosecteur de la Faculté, qui nous a inspiré la première idée de cette thèse, et dont les conseils nous ont été si précieux en toutes circonstances.

Enfin que M. le professeur Trélat veuille bien agréer l'expression de notre reconnaissance pour l'honneur qu'il nous fait en acceptant la présidence de notre thèse.

# INTRODUCTION

Notre travail comprendra trois parties.

Dans un *premier chapitre* nous étudions les divers degrés de déchirure du périnée, au point de vue de leur étendue, de leur forme, de leur profondeur, de leur siège. Nous examinons leur mode de production anatomique, c'est-à-dire nous cherchons à déterminer par où, par quel point elles débutent, et nous donnons une classification clinique des déchirures périnéales.

Puis nous discutons longuement les circonstances qui précèdent ou accompagnent la déchirure. Ce point de pathogénie est en effet important. Tantôt la rupture se fait brusquement, tantôt, au contraire, c'est après un travail long, pénible, après un séjour prolongé de la tête sur le plancher périnéal que celui-ci cède et se fend. Il est intéressant de savoir quelles causes prédisposent la femme à cet accident, en un mot, d'étudier le mécanisme de la rupture.

Nous décrivons ensuite, en nous basant sur ces considérations pathogéniques, l'état des tissus divisés, état, qui, naturellement, est essentiellement variable suivant les cas et suivant que la rupture a été brusque, rapide, ou, au contraire, a succédé à un travail prolongé qui a œdématié et quelquefois profondément altéré les tissus. C'est dans ce paragraphe que nous faisons entrer toutes les lésions accidentelles ou diathésiques (syphilis, scrofule, etc.), capables d'exercer une influence quelconque après l'opération sur la marche de la cicatrisation.

Enfin nous terminons ce chapitre par une étude approfondie de l'évolution que subissent les déchirures non réunies. Non seulement nous avons alors à considérer l'état local, et les accidents immédiats possibles, tels que gangrène, hémorrhagie et surtout résorption putride; mais encore nous envisageons les conséquences éloignées de la non-intervention, l'élargissement vulvaire et le prolapsus des organes pelviens, la rétraction des lambeaux et la production de tissu cicatriciel inapte à la coaptation lors d'une opération ultérieure et nous en concluons que la suture immédiate est une bonne opération, souvent indispensable, qui met à l'abri de tous ces accidents.

Dans un *second chapitre* nous nous occupons de la réparation de la déchirure.

Et d'abord faut-il réparer? Nous discutons et réfutons la pratique des auteurs qui veulent abandonner a la nature le soin de la cicatrisation.

Ensuite, passant en revue les trois modes opératoires (procédé immédiat — procédé secondaire — procédé tardif), nous discutons la valeur de chacune de ces opérations, et, nous appuyant sur de nombreux faits, nous voyons les résultats obtenus dans chacun des cas et dans chaque variété de déchirure, puis, au moyen d'une statistique, nous arrivons à la conclusion que la suture immédiate doit être préférée aujourd'hui surtout que la méthode antiseptique nous permet de nous mettre dans les meilleures conditions possibles au point de vue opératoire.

Dans un *dernier chapitre*, ayant prouvé la supériorité de la suture immédiate, nous résumons les indications et contrindications de l'opération; nous examinons quel moment exact est le plus propice à l'intervention, et nous passons rapidement en revue les principaux procédés opératoires, après avoir indiqué quel fil convient le mieux pour pratiquer les sutures.

Enfin nous tirons des conclusions basées sur la discussion précédente et surtout sur les nombreuses observations disséminées dans le texte.

# HISTORIQUE

Au point de vue historique, la périnéorrhaphie comprend trois périodes bien distinctes :

La première va de Trotula, Ambroise Paré, etc., à Roux.

La seconde s'étend de l'année 1834, où parut le mémoire de Roux, à la période actuelle que nous appellerons :

Troisième période, période moderne ou période de l'antisepsie.

PREMIÈRE PÉRIODE. — « On s'accorde à décerner à notre Guillemeau, écrit le professeur Verneuil (*Chirurgie réparatrice*), l'honneur d'avoir décrit le premier la périnéorrhaphie et de l'avoir mise en pratique avec bonheur. L'*Observatio princeps* se trouve à la page 354 des *OEuvres de Chirurgie*, in-folio, Rouen, 1649. Mais si Guillemeau a exécuté le premier l'opération, l'idée première en revient à Ambroise Paré, qui dit : « ce qu'il faut faire lorsque la sage-femme a dilacéré et rompu le perineum..... Alors il faudra faire quelques points d'aiguille pour réunir ce qui serait contre nature séparé et traiter la plaie selon l'art.

Avant Ambroise Paré, la périnéorrhaphie est clairement indiquée dans un recueil obscur dont on ne connaît ni l'origine, ni l'époque, ni même l'auteur, mais qui, cependant, est antérieur à Ambroise Paré, je veux parler de Trotula. En résumé, Trotula, Ambroise Paré pour la conception, Guillemeau pour la priorité d'exécution. »

Nous voyons donc la périnéorrhaphie naître en France, et un chirurgien français, Guillemeau, la pratiquer le premier. Cosme Viardel, dans la seconde moitié du xviie siècle, fait la périnéorrhaphie et lui applique la suture en surjet ; il opère le troisième jour, et de Lamotte le quatrième.

En 1717, Reuling fait aussi des périnéorrhaphies ; Mauriceau conseille d'employer la suture à points passés, et S mellie rapporte plusieurs observations de périnéorraphie . Mais, il faut bien le reconnaître, à cette époque on opère presque au hasard ; rien n'est fixé, ni le mode opératoire, ni l'époque à laquelle on doit tenter la réparation ; et les insuccès succédant aux insuccès, l'opération tombe dans le discrédit jusqu'en 1794, époque à laquelle Noël emploie avec bonheur la suture entortillée et Saucerotte la suture en surjet. Mais ces quelques succès, semblables à la dernière lueur d'un feu qui s'éteint, ne surent réhabiliter, en France du moins, une opération qui devait en Allemagne occuper les chirurgiens et donner de splendides résultats. Mursinna, Mentzel, Osiander la pratiquent au commencement de ce siècle, et nous mènent à l'année 1829, qui marque un pas immense dans l'histoire de la périnéorrhaphie A cette époque Dieffenbach pose en principe que l'opération doit être faite *immédiatement après l'accouchement ;* et il insiste sur ce point que, dans le cas de rupture du sphincter, il faut faire un point de suture à ce niveau ; enfin il conseille, pour éviter les tiraillements, de pratiquer deux incisions libératrices sur les parties latérales du périnée ; dès lors nous ne marchons plus à l'aveugle ; la méthode de Dieffenbach fait des élèves et Chelius opère aussi immédiatement.

Cependant en France, à cette époque, on fait peu de chose. Boyer n'opère pas ; Antoine Dubois fait une opération et a un insuccès ; Paul Dubois n'est pas plus heureux. En 1805, Dupuytren réussit une périnéorrhaphie. En 1828, Moulin invente une pince pour rapprocher les lèvres de la plaie, et, en 1830,

Moreau déclare que les déchirures centrales guérissent spontanément.

Ainsi donc, dans cette première période, ou plutôt dans la seconde moitié de cette première période, la chirurgie française reste en arrière, et, soit insuffisance des procédés ou des pansements, soit incertitude de l'époque à laquelle on doit suturer, elle compte plus d'insuccès que de réussites. L'Allemagne, au contraire, sous la brillante impulsion de Dieffenbach travaille la question, opère et réussit.

**SECONDE PÉRIODE.** — Enfin, en 1834, paraît le mémoire de Roux, mémoire remarquable, précis, et qui rend à la France une opération qui avait vu le jour chez elle. Roux pose des règles fondamentales, et déclare, comme le fait Velpeau en 1839, qu'il faut attendre pour opérer que la femme soit rétablie. Il réglemente donc la suture tardive et préconise la suture enchevillée.

Bérard (1841), Reybard, de Lyon (1842), Maisonneuve (1849), rapportent des observations de périnéorrhaphies terminées par un succès. A cette époque l'opération tardive triomphe. Cependant Danyau publie en 1843 (juin), dans le *Journal de Malgaigne*, un mémoire qui conclut au rejet de la suture tardive. Il cite des cas d'insuccès à la suite du procédé de Roux et conseille hardiment l'intervention immédiate, adoptant ainsi et représentant en France le procédé défendu par Dieffenbach en Allemagne.

En 1859, Sims et Bozeman viennent en France et indiquent un nouveau manuel opératoire. Ils avivent largement le vagin et pratiquent des sutures superficielles avec du fil d'argent mince comme du crin de cheval.

Nélaton, adoptant un moyen terme entre l'opération tardive et l'opération immédiate, intervient au moment où la plaie commence à bourgeonner, et il pratique alors des sutures profondes et des sutures superficielles.

Ainsi se trouvent représentées et défendues par des noms

également autorisés les trois méthodes de périnéorrhaphie qui, aujourd'hui encore, comptent chacune leurs partisans.

**TROISIÈME PÉRIODE. ANTISEPSIE.** — Pouvons-nous dire que l'époque actuelle ait fait justice de telle ou telle doctrine ? Courageusement protégées par de vaillants et habiles défenseurs, la suture tardive et la suture secondaire semblent chaque jour perdre du terrain, à mesure que l'antisepsie, que l'iodoforme et toute la série des pansements modernes permettent de protéger les plaies contre la contagion. Vantée, adoptée en Allemagne et en Amérique, où elle réussit, la suture immédiate gagne chaque jour chez nous des partisans, et l'on voit tel chirurgien qui la rejetait hier, qui l'accueille aujourd'hui.

Cazeaux et Tarnier ne font rien dans les déchirures incomplètes et cautérisent au nitrate d'argent dans les ruptures étendues. Depaul conseille de ne jamais opérer et Charpentier (nous verrons bientôt que cet accoucheur distingué adopte aujourd'hui la suture immédiate) se contente de lier les pieds et d'appliquer des serres-fines. En somme, tous les auteurs ou à peu près sont d'accord pour attendre au moins trois, quatre, cinq six mois dans le cas de déchirure complète avec rupture de la cloison recto-vaginale. Cette règle formelle avait été nettement posée par la Société de Chirurgie.

Cependant la réaction commence à se faire sentir ; en 1875, Bœckel, de Strasbourg, publie un article sur la suture immédiate du périnée, et Luizy, en 1883, fait paraître une thèse sur « la Restauration du périnée pratiquée immédiatement après l'accouchement. » En 1884, MM. Trélat, Verneuil et Desprès examinent quelques points du manuel opératoire de la suture immédiate, et M. le professeur Trélat se prononce en faveur de l'intervention immédiate (Concours médical, 27 juin 1885). Au point de vue opératoire, le procédé employé par le savant professeur de la Charité est décrit longuement dans la thèse de son élève Marcel Boraud.

M. Terrillon (Avril 1885. Séance de la Société de Chirurgie) admet la suture immédiate dans les deux premiers degrés de la rupture, mais non dans le troisième où il y a section de la cloison et du sphincter. M. Guéniot, quoique n'admettant pas l'intervention si la déchirure est incomplète, n'est pas adversaire de l'opération immédiate dans les ruptures complètes. Le professeur Pajot est à peu près du même avis. M. Charpentier, après avoir rejeté l'opération immédiate, l'admet aujourd'hui et l'a déjà pratiquée plusieurs fois avec succès.

A l'étranger, particulièrement en Amérique et en Allemagne, à Berlin, à Dresde, à Prague, la suture immédiate est presque universellement admise. Skene (*American Journal*, New-York, 1885), Bröse, la défendent ardemment et citent des observations nombreuses de succès certains et définitifs.

En France, Siredey, Guyon, Labbé opèrent immédiatement.

Schwartz, au contraire (*Revue de Chirurgie*, décembre 1885), défend la suture secondaire faite d'après la méthode de Nélaton. Dans une thèse tout récemment soutenue par notre excellent collègue et ami Dayot, l'auteur défend très habilement cette méthode et étudie avec talent la question de la périnéorrhaphie pratiquée au moment du bourgeonnement de la plaie. (Dayot. — *Thèse*, 8 janvier 1886.)

Enfin Doleris, dans ces derniers mois, a étudié et pratiqué la suture immédiate, il a, dans de nombreuses publications et surtout dans une discussion à la Société obstétricale et gynécologique de Paris (1885), victorieusement défendu cette opération et conseillé l'emploi des sutures en surjet, au moyen de fils de catgut résorbables. Alix (*Thèse de Paris*, 27 juin 1885). décrit la suture immédiate qu'il adopte et recommande. Depuis lors, M<sup>me</sup> Inès Gaches Sarraute, qui nous a très gracieusement fourni de nombreux renseignements, a repris cette étude dans les *Archives de tocologie*, août, septembre et octobre 1885. M. Charpentier (*Arcihves de tocologie*, novembre et décembre 1885) cite un cas de rupture centrale du périnée, traité par la suture immédiate, et le D<sup>r</sup> Barette, prosecteur de la Faculté, vient de publier une intéressante observation de rupture périnéale, suturée avec succès, immédiatement après l'accouchement. Sans aucun doute, les observations et les succès devenant de plus en plus nombreux, nous verrons devenir plus nombreux aussi, en France, les partisans de la suture pratiquée immédiatement après l'accouchement.

En résumé :

PREMIÈRE PÉRIODE. — Opération mal réglée, faite à des époques variables. Insuccès presque constants.

2e PÉRIODE. — Opération tardive, défendue par Roux ; opération immédiate, acceptée par Danyau, en France, et pratiquée en Allemagne où Dieffenbach l'a fait connaître.

3e PÉRIODE. — Suture immédiate, adoptée par les uns, rejetée par les autres, presque universellement couronnée de succès en Allemagne et en Amérique, et tendant à être admise en France, grâce à la perfection des procédés opératoires et des pansement antiseptiques.

# CHAPITRE I

Ce chapitre comprend quatre paragraphes :

1° Nous avons à examiner *les divers degrés de déchirure péri-néale* et à donner une division, une *classification* clinique de cette lésion ;

2° Dans un second paragraphe, nous avons à étudier *le mécanisme qui préside à la production de la rupture du périnée ;*

3° Puis nous rechercherons *la qualité des tissus* correspondant à ces modes de division et nous déterminerons les cas favorables ou non à la réunion immédiate ;

4° Enfin, nous traiterons longuement de la *physiologie pathologique* des déchirures non réparées.

## § I.

### Degrés de la Déchirure. — Classification

La première question qui s'offre à notre étude est la suivante : quelle est la fréquence des ruptures périnéales ? En un mot est-on souvent appelé à réparer le périnée, après l'accouchement ?

Olshausen a établi qu'en dix ans à la clinique d'accouchements de Halle, sur cent accouchements, chez des primipares, il y eut vingt et une ruptures perinéales, et sur cent accouchements, chez des multipares, quinze. Schroder, se plaçant à un autre point de vue et envisageant surtout la position que prend la parturiente, ce qui diminue beaucoup pour nous l'intérêt attaché à sa statistique, trouve vingt-cinq ruptures pour cent, quand la femme accouche sur le dos et 3,76 0/0 quand elle repose sur le côté, pendant l'expulsion du fœtus.

Quoi qu'il en soit, il est facile de se convaincre par ces résultats que les ruptures perinéales sont fréquentes, et que leur fréquence même explique l'intérêt qui s'attache à la question de savoir comment elles doivent être traitées.

Des *classifications* nombreuses ont été proposées. *Alix* (*Thèse de Paris*, 1885), élève de Bar, accoucheur des hôpitaux, admet la division suivante :

1° Déchirures incomplètes, depuis les simples éraillures de la fourchette, jusqu'à celles qui s'étendent au sphincter externe de l'anus;

2° Déchirures complètes, comprenant tout le périnée, les sphincters et une partie, plus ou moins étendue, de la cloison recto-vaginale;

3° Déchirures centrales dans lesquelles la tête du fœtus est passée à travers le périnéc sans léser la commissure vulvaire.

*Skene* (*Perineorrh. in American Journal*, New-York, janvier 1885) admet une division plus compliquée et décrit six variétés de ruptures :

1° Déchirures plus ou moins grandes sur la ligne médiane;

2° Ruptures sous-cutanées des muscles du périnée au niveau de leur jonction sur la ligne médiane;

3° Déchirure sur la ligne médiane et perte temporaire de la tonicité musculaire par suite d'une trop grande distension;

4° Déchirure du releveur de l'anus seul ou s'accompagnant des lésions déjà décrites;

5° Atrophie et paralysie permanente à la suite des blessures pendant la parturition ou pour toute autre cause;

6° Perte de la contractilité musculaire due à une inflammation antérieure.

Sans vouloir en rien diminuer l'intérêt qui s'attache au mémoire de Skene nous avouons que cette classification nous paraît répondre imparfaitement aux données fournies par l'observation clinique et nous nous arrêterons à la division suivante que nous proposons, parce qu'elle s'adresse à des cas bien nets, bien déterminés, réclamant chacun un traitement spécial, et entraînant chacun des conséquences variables au point de vue du pronostic.

1° *Déchirures superficielles de la fourchette*, comprenant ensemble ou séparément : la muqueuse vaginale, le tissu cellulaire et parfois la peau ; mais n'intéressant jamais le sphincter vulvaire dans sa totalité.

2° *Déchirures du perinée proprement dit, n'attaquant pas ou déchirant incomplètement le sphincter anal*. Le sphincter vulvaire est toujours déchiré.

Dans cette classe de déchirure nous aurons à étudier :

*A*. Les déchirures complètes : comprenant la peau, le tissu cellulaire sous-cutané, les muscles, etc., le tout déchiré plus ou moins complètement et plus ou moins profondément.

*B*. Les ruptures sous-cutanées, les plus rares, dans lesquelles la peau est intacte, mais qui comprennent les ruptures sous-cutanées des muscles et du releveur (Skene).

3° *Déchirures complètes du périnée et du sphincter anal*.

Et dans cette classe nous aurons à envisager :

*A*. Les ruptures comprenant le sphincter seul.

*B*. Les ruptures intéressant à la fois le sphincter et la cloison recto-vaginale, ruptures qui transforment la périnée en un vaste hiatus faisant communiquer largement le rectum et le vagin.

4° *Déchirures centrales du périnée* comprenant tous les degrés au point de vue de l'étendue de la lésion.

1° DÉCHIRURES SUPERFICIELLES DE LA FOURCHETTE. — Ces ruptures ne nous arrêteront pas longtemps. Elles n'ont aucune gravité lorsque la malade est surveillée, et guérissent le plus souvent par des soins de propreté, le repos au lit et la position

que l'on fait prendre à l'accouchée ; on peut, par exemple, lier
ensemble les jambes, de façon à empêcher les mouvements. Au
point de vue anatomique la lésion varie depuis la simple éraill-
lure de la muqueuse jusqu'à la déchirure véritable quoique peu
profonde, qui intéresse la muqueuse, le tissu cellulaire sous-
cutané et une partie du sphincter vulvaire ; mais nous insistons
sur ce point : jamais l'anneau contractile de la fourchette n'est
lésé dans sa totalité. C'est dans ces cas simples que les serres-
fines sont fréquemment employées, et amènent une guérison
rapide et complète en quelques jours.

2° DÉCHIRURES DU PÉRINÉE PROPREMENT DIT, SANS LÉ-
SION OU AVEC LÉSION INCOMPLÈTE DU SPHINCTER ANAL. —
*A. Déchirures complètes*. — Un symptôme domine tous les
autres dans cette classe de déchirures, c'est la rupture complète
du sphincter vulvaire. La fourchette est totalement détruite, le
vagin et le périnée sont plus ou moins profondément atteints.

Rien n'est donc plus variable que l'*étendue* de la déchirure
dans ces cas : elle peut être si minime que la rupture ressemble
à première vue à une lésion superficielle ; mais, en y regardant
de près on constate que toujours le sphincter vulvaire est totalement détruit, et il en résulte un aspect tout spécial de la vulve
qui semble bailler par en bas, grâce à l'écartement des deux
bouts du muscle divisé. La rupture peut se rapprocher aussi
plus ou moins près de l'anus, mais jamais le sphincter n'est
entièrement séparé, tout au plus trouve-t-on ses fibres les plus
superficielles entamées par la lésion. Cette distinction entre la
rupture incomplète et la rupture complète du sphincter anal est
capitale et permet à elle seule de séparer eettement ces deux
sortes de déchirures. L'aspect de la lésion est différent dans les
deux cas et surtout le pronostic est essentiellement variable.

La *forme* qu'affecte la déchirure doit nous arrêter un instant.
Mekerttschiantz de Tiflis (*Déchirures et protection du périnée*,
mémoire discuté à la Société médicale de Moscou et à la Société
médicale de Tiflis. — Traduction de M. Charpentier, professeur

agrégé (1) donne une description détaillée de ce genre de ruptures : « Dans les cas extrêmes, dit-il, on a vu les déchirures périnéales s'étendre en avant jusqu'à la vessie, latéralement jusqu'aux cuisses et en arrière sur la paroi recto-vaginale, mais
dans tous les cas avoir leur point de départ dans le canal vaginal·
On a vu parfois une déchirure du vagin s'étendre au périnée et
vice versa une déchirure du périnée s'étendre au vagin. On a
même, comme l'a signalé Schatz, vu une déchirure du vagin contourner le sphincter externe de l'anus et s'étendre jusqu'au releveur. On a même vu des cas où la cloison recto-vaginale s'est
rompue, le sphincter externe de l'anus restant intact, et à la suite
se produire une rupture centrale du périnée. »

Nous citons en entier ce passage du mémoire de Mekerttschiantz, pour montrer d'abord combien variables penvent être
les formes qu'affectent les déchirures du périnée ; et aussi pour
faire comprendre combien il est difficile d'établir des classifications claires dans l'étude que nous abordons si l'on ne prend pas
pour point de repère des lésions bien nettes et bien tranchées
telles que rupture ou non rupture du sphincter anal ou du
sphincter vulvaire.

Lorsque la rupture présente quelque étendue, lorsque, par
exemple, elle va jusqu'à l'anus et lorsqu'elle remonte dans le
vagin à une hauteur assez considérable, deux faits peuvent se
produire, ct Skene appuie sur ce point : Tantôt les muscles
divisés sont allongés, *distendus*, frappés de paralysie le plus
souvent temporaire, alors le périnée s'affaisse et le rectum est
repoussé en arrière ; tantôt, au contraire, au lieu de cet affaissement musculaire, il y a rétraction ; au lieu de paralysie, il y a
une sorte de contracture et il n'y a plus contact entre les lèvres
de la plaie périnéale, les muscles attirés violemment vers leurs
insertions fixes ne soutiennent plus le plancher du bassin, comme
cela a lieu dans les cas de simple dilacération, lorsqu'ils entraî-

_____

(1) Cette traduction n'a pas encore été livrée à la publicité. M. Charpentier, professeur agrégé, a bien voulu nous confier son manuscrit auquel
nous avons fait de nombreux emprunts.

nent en haut et en avant le sphincter avec la partie postérieure du plancher du bassin.

Retenons bien ce fait sur lequel nous insistons :

Dans les ruptures du perinée sans lésion ou avec lésion légère du sphincter, le plancher du bassin présente deux aspects bien différents : Tantôt il est affaissé, ballant, et alors l'anus est porté en arrière ; tantôt il est relevé, les lèvres de la plaie sont écartées l'une de l'autre, l'anus et son sphincter sont portés en haut et en avant. Nous trouvons l'explication de ces aspects cliniques tranchés dans l'état de paralysie ou de rétraction des muscles du perinée.

*B. Ruptures sous-cutanées.* — Sous ce nom nous comprenons ces ruptures si bien décrites par Skene qui ne s'accompagnent d'aucune lésion de la peau. La lésion dans ce cas siège donc dans l'épaisseur même du périnée, dans ses parties vitales pour ainsi dire, la peau ne formant qu'un revêtement élastique qui se laisse distendre mais ne réagit pas. Cependant le périnée est contractile et ses contractions continuent l'action de l'utérus et du vagin pour aider à la progression de la tête fœtale. Il peut donc se présenter des cas où l'élément contractile du périnée, le muscle se rompt tandis que l'élément élastique, la peau résiste. C'est à cet ordre de faits que nous nous adressons et c'est lui que nous désignons sous le nom de ruptures incomplètes du périnée. Deux cas peuvent se présenter : La lésion peut porter sur les muscles du plancher périnéal, ou frapper le releveur de l'anus. Les symptômes diffèrent.

« Dans la première variété, la muqueuse du vagin et la peau du périnée restant intactes, le périnée paraît normal ; mais les muscles transverses du périnée sont rompus sur la ligne médiane ; les bulbo-caverneux sont séparés de leur insertion au centre du périnée, et il est possible que quelques fibres du releveur de l'anus soient aussi déchirées. En résumé, il s'agit d'une rupture complète des tissus profonds. La conséquence de cette lésion est la chute du plancher périnéal et souvent le prolapsus des organes pelviens tout comme si la déchirure était complète. On se rend facilement compte de l'état des organes en introduisant un doigt dans le vagin, et en exerçant des pressions en bas et sur les côtés. De la sorte, on découvre l'absence des muscles, des fascia et du tissu conjonctif, toute résistance musculaire est anéantie dans ces parties. Si un doigt étant dans le vagin, l'autre dans le rectum, on saisit entre le pouce et l'index toutes les parties situées en avant du sphincter anal, on verra que ce qui devrait être le périnée n'est plus que de la peau et la paroi postérieure du vagin. De plus, le doigt introduit dans le rectum sent manifestement que la seule résistance musculaire perçue est due au sphincter externe.

Enfin l'on peut chercher à exciter la contractilité des muscles qui servent de sphincter au vagin, soit par des courants électriques interrompus, soit par l'excitation des lèvres de la vulve, or ces contractions ordinairement si énergiques sont réduites à néant et impossibles à obtenir. Lorsque le releveur de l'anus reste intact, la partie postérieure du plancher du bassin garde sa position normale, sauf que la portion terminale du rectum peut être refoulée en arrière. En tout cas, la partie antérieure du périnée bombe, pend pour ainsi dire flasque et dépressible, au lieu de demeurer rigide et solide comme en son état normal. »

Dans la seconde variété, il existe une rupture du releveur de l'anus avec ou sans lésion des autres muscles du plancher. C'est la plus étendue de toutes les lésions qui peuvent se produire, et l'une des plus désastreuses dans ses conséquences. Skene fait observer que nulle part cette lésion n'a été signalée avant lui. Il est persuadé que cette rupture doit être fréquente, mais que son diagnostic est souvent obscur, d'autant plus que généralement la lésion guérit sans traitement. Si la guérison n'a pas lieu spontanément, nous sommes, dans l'état actuel de la science, désarmés et réduits à l'impuissance.

Lorsqu'il n'existe pas de déchirure sur la ligne médiane, les tissus entre le rectum et le vagin semblent normaux ; la distance de l'anus à la commissure postérieure de la vulve est normale, mais il y a perte complète de la contractilité musculaire dans ces parties. Le périnée tout entier entourant l'anus et le vagin, est abaissé au-dessous de son niveau normal ; et cela nous permet de penser que la déchirure sous-cutanée du transverse est habituelle quand le releveur de l'anus est atteint (Skene).

Nous n'avons pas d'expérience personnelle, et nous citons les paroles du médecin américain, ces observations de ruptures musculaires sous-cutanées sont intéressantes, et entraînent des conséquences de la plus haute importance au point de vue opératoire. Il est des cas en effet où, après l'opération de la périnéorrhaphie, la peau et la muqueuse seules s'étant soudées et les muscles n'ayant pas été réunis, la malade reste avec un périnée reconstitué et sain en apparence, inutile en réalité, puisque les muscles c'est-à-dire l'élément essentiel de la sangle périnéale n'auront point repris leurs fonctions. Cette observation devra toujours être présente à l'esprit de l'opérateur lorsqu'il voudra réparer un périnée déchiré.

3° DÉCHIRURES COMPLÈTES DU PÉRINÉE ET DU SPHINCTER ANAL. — Nous avons eu soin, dans la classe précédente, de ne ranger que les ruptures ne s'accompagnant pas de destruction du sphincter anal. C'est qu'en effet cette rupture du sphincter constitue la caractéristique de la troisième classe de déchirures périnéales. Que le sphincter seul ou avec lui sur une hauteur plus ou moins grande, la cloison recto-vaginale soient atteints et déchirés les symptômes sont à peu près identiques, et la dominante est l'incontinence des matières fécales.

Le vagin et le rectum communiquant largement, les sphincters étant rompus, il existe une sorte de cloaque, et si la cloison recto-vaginale est détruite, il se forme une large baie, un vaste hiatus constamment souillé par la matière fécale que l'infortunée malade est impuissante à retenir.

Au point de vue opératoire, la question se complique plus ou moins selon la hauteur plus ou moins grande de la rupture de la cloison ; le cas le plus simple est celui où le sphincter seul est intéressé. Mais au point de vue du pronostic, toute la gravité réside dans la destruction du sphincter et il ne faut pas oublier que bien souvent même après une opération faite, on a vu des malades rester avec un sphincter non contractile ou affaibli et condamnées ainsi à subir longtemps sinon toujours les tortures d'une infirmité des plus repoussantes. Nous verrons plus tard que cette considération figure parmi celle qui, à notre avis, militent en faveur de la suture immédiate.

Enfin, c'est dans ces cas de vastes ruptures de la cloison recto-vaginale que l'on est le plus exposé à voir persister une fistule recto-vaginale qui, parfois demandera une opération complémentaire ou tout au moins un traitement longtemps continué et des cautérisations fréquentes.

4° Déchirures centrales du périnée. — Certains auteurs contestent encore l'existence des ruptures centrales du périnée, cependant Velpeau en a rassemblé environ 30 cas, et dans ces derniers temps Léopold Busch, **B.** Brown, Stoltz et autres en ont cité des observations.

Enfin, il y a quelques jours à peine (*Archives de tocologie* novembre et décembre 1885), M.Charpentier, professeur agrégé, a publié un travail complet sur cette variété de ruptures périnéales.

Sans être absolument rares puisque M. Charpentier en a réuni 56 cas, les ruptures centrales sont beaucoup moins fréquentes que les autres. Mais d'abord que faut-il entendre par rupture centrale ? Nous désignerons sous ce nom les ruptures siégeant au centre ou au voisinage du centre du périnée, mais laissant intactes les parties intérieure et postérieure du plancher c'est-à-dire communiquant librement d'une part avec l'extérieur, d'autre part avec le vagin. Or remarquons que souvent ces ruptures ne restent pas absolument limitées au centre du périnée, mais s'irradient plus ou moins loin ; il n'en est pas moins vrai que toujours, et suivant un mécanisme que nous aurons à décrire, les ruptures centrales débutent par le centre du périnée et laissent intacts le sphincter anal et la commissure vulvaire.

Il faut se garder de croire que l'enfant passe toujours par la plaie périnéale, la chose est possible et M. Charpentier en a réuni trente-quatre observations ; mais souvent aussi l'accouchement, même en présence d'une déchirure étendue se fait par les voies naturelles ; et si nous voulons une classification des ruptures centrales nous accepterons, avec M. Charpentier, trois classes:

1° Cas où il y a déchirure centrale avec passage d'un membre par la plaie, mais où l'accouchement se termine par les voies naturelles.

2° Cas où la déchirure a été produite par la tête de l'enfant et où l'accouchement s'est fait par la déchirure.

3° Cas dans lesquels malgré la plaie périnéale l'accouchement s'est terminé par les voies naturelles. Ces classifications ont une grande importance au point de vue qui nous occupe, nous en tirerons de sérieuses déductions en faveur de la suture immédiate. Contentons-nous seulement pour le moment de faire remarquer la différence qu'il peut y avoir au point de vue de l'état de la plaie, entre tel cas où l'enfant sera sorti par la vulve, et tel autre où le fœtus aura franchi la déchirure elle-même en massant pour ainsi dire, et contusionnant les lèvre de la division.

Maintenant que nous connaissons les différentes variétés de ruptures périnéales, voyons rapidement comment elles débutent, quel est, en un mot, leur *mode de production anatomique*.

Nous avons déjà insisté longuement sur les ruptures sous-cutanées, il est donc des cas nombreux, où la rupture débute par les muscles et les tissus profonds. Cette question de savoir si la lésion se produit de dedans en dehors ou de dehors en dedans n'est pas encore nettement tranchée. Suivant Florinsky deux muscles jouent le principal rôle dans les déchirures, le sphincter externe de l'anus et le constricteur du vagin. La déchirure commence par eux puis vient la déchirure des aponévroses et de la peau.

Pour certains auteurs la fourchette cède la première, le périnée ensuite ; pour Churchill, au contraire, la déchirure surtout dans les présentations du front et de la face se fait d'arrière en avant. Skene, cité par M^mo Inès-Gaches Sarraute, explique ainsi la pathogénie des ruptures périnéales : « Le transverse du périnée, le releveur de l'anus et le bulbo caverneux sont si solidement unis au sphincter anal, que ce dernier est attiré en haut et en avant lors de la distension du périnée par la tête. Si la tête est hors de proportion avec la distension du périnée, ou bien les muscles attachés au sphincter se rompent et permettent à celui-ci d'être repoussé en bas et en arrière ; où bien lui-même est rompu. » Comme preuve de sa théorie, l'auteur fait remarquer que le sphincter est attiré en haut jusqu'à ce que l'anus soit distendu d'un pouce ou deux; il dit de plus avoir senti en soutenant le périnée des fibres musculaires se rompre sous sa main et abandonner le sphincter au niveau de leur union. Le même auteur pense que la déchirure du releveur se fait pendant l'application de forceps au moment de la traction, les branches comprimant à ce moment fortement le muscle. En résumé, tout est obscur dans cette question, un seul point reste acquis, à savoir que dans certains cas la rupture musculaire précède manifestement la rupture cutanée.

## § II

### MODE DE PRODUCTION DES RUPTURES PÉRINÉALES

Au point de vue du mode de production des déchirures périnéales, deux questions nous occuperont spécialement :

1° La prédisposition aux déchirures.

2° Le mécanisme proprement dit suivant lequel ces déchirures se produisent :

1° PRÉDISPOSITION. — « Il y a, dit le professeur Pajot (*Gazette obstétricale* 1875), des périnées voués à la déchirure; en général, les périnées dont la peau est souple et élastique se prêtent à la dilatation, et ne se déchirent pas : ceux-là on pourrait se passer de les soutenir. Il y a des périnées dont la peau est sèche, rude ; ils éclatent, de même qu'il y a chez ces femmes des vergetures très nombreuses sur le ventre ; d'autres au contraire, après plusieurs accouchements présentent un ventre uni ; les périnées qui sont épais, peu élastiques, comme chez les primipares âgées par exemple, se déchirent facilement ; il en est de même des périnées qui tout en étant longs et minces sont secs ; tandis que les périnées souples ne se déchirent pas. »

Rien n'est plus exact que cette observation du professeur Pajot, mais d'autres causes nombreuses constituent une prédisposition manifeste aux ruptures périnéales. Mekerttschiantz de Tiflis (traduction Charpentier) a fait une étude très complète de la pathogénie des ruptures périnéales, et nous suivrons ici le plan qu'il en a proposé.

La déchirure peut se produire du fait de la partie maternelle et du fait de la partie fœtale.

Du côté de la mère, il peut exister de très nombreuses *anomalies pathologiques* qui condamnent presque fatalement le périnée à la rupture : citons entre autres, les tumeurs du petit bassin, les tumeurs de la matrice, et du vagin, (polypes, tumeurs fibreuses, etc.). En dehors des grosses anomalies, il en est de moins appréciables dont l'existence joue un rôle important dans la pathogénie des déchirures : Ainsi, une saillie trop forte de l'angle sacro-vertébral, une inclinaison exagérée du détroit supérieur, le défaut de courbure du sacrum, une faible solidité de l'articulation coccygienne, la largeur du détroit inférieur surtout en arrière, l'étroitesse de l'arcade pubienne, la longueur excessive de la symphyse, et surtout l'étroitesse ou la largeur de tout le bassin sont fréquemment la seule et unique cause des déchirures du périnée. Le mécanisme varie presque avec chacune de ces causes, c'est ainsi que dans le cas de largeur trop grande du bassin, nous assistons à une rupture périnéale par sortie trop brusque du fœtus sur un périnée qui n'a pas eu le temps de se préparer ; le contraire arrive dans le cas d'étroitesse, où le plus souvent c'est après un travail prolongé, pénible et au cours duquel il a fallu souvent appliquer le forceps, que la déchirure se produit : mais quelque variable que puisse être le mécanisme, il n'en reste pas moins certain que ces difformités parfois légères, voire même difficiles à constater sont de la plus haute importance au point de vue qui nous occupe.

Du côté des parties molles Bianchi et Champenois citent des cas d'occlusion de la vulve et du vagin par des membranes épaisses, et Budin a décrit un rétrécissement annulaire du vagin qui se trouve à environ deux centimètres de l'orifice vulvaire ; il attribue cette action au releveur de l'anus. Enfin, pour Churchill la résistance de l'hymen conservé pourrait amener des déchirures. Sans nier ces faits nous croyons ne devoir les accepter que sous bénéfice d'inventaire.

Mais remarquons-le bien, le périnée n'est pas un plancher inerte ; au moment de l'accouchement il joue le rôle d'une sangle contractile, et continue, comme nous l'avons dit, l'action de l'utérus et du vagin au point de vue de l'expulsion de la partie fœtale ; il est dès lors facile d'admettre que la *résistance physiologique* du périnée soit une cause de rupture, et que, ainsi que le fait remarquer Mekerttschiantz, lorsque le ligament triangulaire est extrêmement gros et inextensible, le périnée ne soit plus apte à diriger sous la symphyse la tête qui descend et qui vient ainsi butter sur le plancher du bassin, où elle s'arrête.

Très souvent, c'est dans la forme même du périnée qu'il faut chercher les causes de la rupture : un périnée trop long ou trop court ; trop large ou trop étroit ; trop sec, variqueux ou œdématié ; un périnée, dur et inextensible ou au contraire trop élastique ou trop flasque, est, plus qu'un autre, exposé à une rupture.

Si le périnée est trop flasque, le crâne ne s'engage pas par sa région occipitale et présente sa grande circonférence transversale à l'orifice vulvaire. Un périnée trop étroit ne se laisse pas distendre et un périnée court ne présente pas ou peu d'excédent qui puisse être utilisé lors du dégagement de la tête. Si le périnée est trop court, la tête sort trop vite et la fourchette, surprise pour ainsi dire, se rompt. Si au contraire le périnée est trop long, il reste tendu au-devant de la tête et ne se retire pas sur elle pour lui permettre de se dégager après son mouvement de rotation interne. Churchill pense que certains périnées sont faits de telle sorte que leur bord antérieur s'étend très loin en avant, et recouvre l'orifice du vagin si bien qu'il faut le retirer en arrière avec le doigt quand on veut l'introduire dans la vulve; et dans certains cas l'ouverture du vagin se trouverait dirigée en haut vers la symphyse au point que le bord inférieur de celle-ci se trouve au-dessus de l'orifice de l'urèthre et le périnée cause ainsi une difficulté pour le coït. Stegmann cite un cas, et Morgagni un autre, où le vagin s'ouvrait au-dessus du pubis.

Beaucoup plus importante que celles-ci, au point de vue de a rupture, est l'étroitesse congénitale de la vulve, et M^{me} Lachapelle a insisté avec raison sur ce point.

Pendant l'accouchement, on constate parfois l'inertie du périnée ou au contraire sa contraction spasmodique analogue à celles de l'utérus. L'un et l'autre phénomène peut amener des ruptures. Quelquefois enfin pendant l'accouchement, on voit derrière les parties fortement contractées se faire une dépression dans laquelle vient se loger la tête fœtale. Cette partie est paralysée par la distension, jusqu'à ce qu'une douleur venant appliquer fortement la tête sur ces parties, il se produise ce qui se passe dans l'éventration entre les muscles droits.

Stradfeldt cite une observation dans laquelle une secondipare qui aurait eu, lors de son premier accouchement une déchirure cicatrisée depuis, eut, à ce second accouchement, une rupture transversale. Le sphincter externe était en arrière ; en avant était un poul cicatriciel intact.

Il est à remarquer que dans les accouchements prématurés, les déchirures sont fréquentes, et cependant la tête est petite, cela tient à ce que l'accouchement se faisant trop rapidement le périnée n'a pas eu le temps de se dilater progressivement suivant la loi de la nature. Plazinsky cité par Mekerttschiantz a fait à ce sujet des expériences intéressantes: « Sur le cadavre un muscle peut, si on exerce des tractions *lentes,* se laisser distendre de un pouce et demi et supporter un poids de 45 à 50 livres. Le même muscle par une traction *brusque* rompt sous un poids de 30 à 40 livres, et se laisse distendre seulement de 3/4 à 1 pouce. De même pour la peau : Un morceau de peau supporte *progressivement* 70 à 80 livres ; et se distend de 4 1/2 à 5 pouces. Le même morceau se déchire par un poids *brusque* de 45 à 70 livres. »

Un périnée gras est fragile, car la graisse s'infiltre entre les muscles qui dégénèrent et perdent leur souplesse. Les aponévroses même deviennent plus faibles et au microscope on constate la dégénérescence graisseuse des muscles du périnée.

Cohen et Busch font remarquer que dans certains cas où le périnée a été fortement distendu, il se rompt immédiatement après la sortie de la tête comme une lame de caoutchouc trop allongée qui revient tout d'un coup sur elle-même.

L'*âge* de la parturiente à une certaine importance sur la production des ruptures. Les périnées de vieilles femmes sont secs à cause de l'atrophie des glandes sébacées. On a constaté de plus que la peau diminue d'extensibilité avec l'âge. Cependant, au point de vue clinique, il est certain que dans les cas où les tissus périnéaux ne sont pas encore complètement développés, les déchirures sont fréquentes, parce qu'il y a *disproportion* entre la tête fœtale et la vulve. Mais cette exception à la règle ne saurait en détruire la valeur, ainsi que le prouvent les tableaux suivants que nous empruntons au mémoire de Mekerttschiantz :

Maternité de Saint-Pétersbourg, sur 494 primipares :

| | | | | |
|---|---|---|---|---|
| *Age.* . . . . . | 14 à 20 | 21 à 25 | 26 à 30 | 30 et au-des. |
| *Déchirures* . | 18,4 0/0 | 17,6 0/0 | 21,8 0/0 | 24 0/0. |

Maternité de Berlin :

| | | | | |
|---|---|---|---|---|
| *Age.* . . . . . | 15 à 20 | 21 à 25 | 26 à 30 | 30 et au-des. |
| *Déchirures* . | 30,4 0/0 | 34 0/0 | 38 0/0 | 50 0/0. |

Nous ne voulons faire ici aucune appréciation désobligeanet

pour les Allemands, mais si l'on compare les deux statistiques ci-dessus, on est forcé d'avouer que les accoucheurs de Saint-Pétersbourg rompent moins de périnées que leurs confrères de Berlin ; à moins cependant que les Russes n'aient des périnées plus complaisants que ceux des Allemandes.

Nousen avons fini, et certainement nous avons été incomplet, avec la description des causes de rupture périnéale d'origine maternelle. Passons maintenant à l'étude des circonstances *dépendant du fœtus* qui peuvent amener la déchirure du périnée.

Nous passons sous silence toutes les monstruosités fœtales qui, mécaniquement, peuvent rompre le plancher périnéal : (hydrocéphalie, ascite, rétention d'urine, céphalématome, etc., etc.), et nous arrivons aux phénomènes dus à la tête, aux épaules et aux hanches de l'enfant :

*Tête.* — Tout le monde s'accorde à reconnaître qu'elle s'accommode pendant le travail, il est donc évident que la suture des fontanelles, et l'exagération de l'ovoïde céphalique feront courir des dangers au périnée. Les garçons ont la tête plus volumineuse que les filles, et d'après Frankenhausen, le diamètre de la tête augmenterait avec le nombre des accouchements antérieurs. Le même auteur pense que plus la mère est grande, plus l'enfant est lourd, et plus l'accouchement est tardif. On a même prétendu que c'est chez les femmes de 36 à 40 ans, que l'on rencontre les fœtus les plus volumineux. Nous ne pouvons que citer cette assertion sans nous en porter garant. En tout cas, si l'enfant est plus volumineux chez la multipare, le périnée est plus souple, la vulve plus large et l'accouchement plus facile, et c'est chez la primipare que les ruptures sont le plus fréquentes.

*Épaules.* — *Thorax.* — Ces parties fœtales, contrairement à l'opinion de Kilian, font rarement des ruptures, mais souvent elles achèvent celles que la tête a commencées ; c'est surtout lorsque les deux épaules se dégagent en même temps par défaut de rotation que ce phénomène s'observe. Enfin, la déchirure sera fréquente dans les cas où l'on dégagera sans précaution une circulaire autour du cou de l'enfant ; quand on exercera des tractions maladroites sur l'épaule, ou qu'on cherchera à dégager un bras après la sortie de la tête.

*Pelvis.* — Dans les présentations du pelvis, le coude est dangereux, et nous verrons qu'il fait souvent des déchirures centrales. Souvent c'est au moment du dégagement du bras que le périnée cède. Rarement les hanches amènent une rupture, et il faut considérer comme tout à fait exceptionnels les cas où un pied passe par l'anus et l'autre par le vagin (observation de Kaltenbach), ou ceux dans lesquels un pied passe par le périnée, l'autre par le vagin (cas de Dupuy).

En résumé, c'est chez la primipare et dans la présentation de la tête que la déchirure est le plus fréquemment observée. Elle est à craindre surtout lorsque dans la présentation occipitale, la suture sagittale ne se montre pas suivant le diamètre longitudinal de la vulve ; le périnée est alors fortement distendu, d'où le danger des présentations transverses et obliques.

Dans les présentations du pariétal, du front et de la face, la tête se dégage par ses deux grands diamètres ; et, en résumé, toutes les présentations autres que celles de l'occipital sont dangereuses par suite des dimensions considérables des diamètres.

Nous croyons inutile d'insister au point de vue de la sécurité du périnée sur les dangers des interventions obstétricales (forceps, version, dégagement d'un membre). Le péril dans ces cas est évident et l'accoucheur doit toujours penser au périnée lorsqu'il est forcé d'aider la nature par une manœuvre quelconque.

2° MÉCANISME PROPREMENT DIT DE LA DÉCHIRURE. — Le mécanisme qui préside à la rupture du périnée est absolument variable suivant les cas :

Tantôt le fœtus sort rapidement, d'un seul coup pour ainsi dire, comme un boulet de canon, et le périnée surpris, cède et se rompt, comme se rompt un gant dans lequel on enfonce violemment la main.

Tantôt au contraire, c'est à la suite d'un long travail, de douleurs et d'efforts prolongés que la sangle périnéale se divise.

N'oublions pas que nous avons en vue surtout dans ce travail
a réparation du périnée et remarquons combien différentes suivant les cas seront les lésions : dans la première hypothèse nous
aurons une rupture nette, des tissus sains et des bords de déchirure semblables à ceux d'une plaie ordinaire ; dans la seconde,
les tissus seront, contus, congestionnés, infiltrés et la plaie sera
œdématiée et profondément altérée par la compression exercée
par la partie fœtale.

Danyau (Mémoire sur la périnéorrhaphie pratiquée immédiatement après l'accouchement, *Journal de Malgaigne*, juin 1843),
dit avec raison : « L'expulsion trop violente et trop rapide ou
l'extraction trop brusque de la tête, le glissement inattendu des
branches du forceps peuvent déchirer le périnée sans lui faire
éprouver cet excès d'extension lente qui détruit à la fois sa cohé-
sion et sa vitalité. Même dans ce dernier cas, les parties molles
ne subissent pas toujours un gonflement excessif..... Le plus
souvent après l'accident les parties sont dans un état de tumé-
faction légère et en même temps de flaccidité qui fait que les
bords de la plaie sont presque accolés ou tout au moins peuvent
être rapprochés facilement quelle que soit l'irrégularité de la
plaie. » Et Danyau en conclut avec raison que ce sont là des
conditions favorables à l'opération immédiate.

Pour le moment retenons bien ce fait, que le mode de production de la rupture exerce sur la plaie périnéale une influence
capitale. Dans un cas la plaie est nette, dans l'autre, elle est contuse, déchiquetée, œdématiée.

Et Budin (*Progrès médical*, 1876), cité par M<sup>me</sup> Sarrante, a bien soin d'indiquer cette influence du mécanisme
lorsqu'il discute l'opportunité de la périnéorrhaphie. Il montre
que dans les ruptures brusques sans contusions violentes,
sans manœuvres prolongées, les parties génitales ont subi un
traumatisme modéré et rapide ; tandis que dans les déchirures
après un séjour prolongé de la tête sur le plancher pelvien, après
des manœuvres qui, par leur gravité, leur répétition, leur durée,
ont dilacéré les parties, le périnée est compromis dans sa vitalité
et menacé d'une gangrène imminente.

Le mécanisme de la rupture centrale est particulier, et M. le docteur Charpentier vient d'en faire une intéressante étude (*Archives de tocologie,* novembre et décembre 1885).

Souvent c'est le coude de l'enfant qui vient appuyer sur le fond du périnée au moment où la tête a complété sa déflexion, le coude alors, poussé par la contraction utérine, perfore le périnée et fait la déchirure. Dans ce cas, la main butant contre le cou ou le thorax, l'avant-bras fait office de tige rigide dont l'extrémité pointue perfore le périnée au-devant de l'anus (Stapfer).

Dans d'autres circonstances, c'est le pied qui cause la lésion, mais dans tous ces cas, la partie fœtale étant petite la perforation est peu étendue.

Dans certaines observations, enfin, c'est la tête fœtale qui amène la rupture centrale du périnée, et tantôt le fœtus entier passe par la plaie, tantôt il sort par la vulve. On comprend, et nous insisterons sur ce point dans le passage suivant, combien varient les lésions dans ces cas suivant que l'enfant passe ou ne passe pas par la plaie. En résumé, ces ruptures centrales, on pourrait dire cet éclatement du périnée par la tête fœtale sont toujours plus étendues, plus vastes que celles qui reconnaissent pour cause la pression d'un coude ou d'un pied.

## § III

### QUALITÉ DES TISSUS DIVISÉS

L'importance que nous avons donnée au chapitre précédent nous permettra d'être plus bref sur la qualité des tissus divisés. *Cette qualité dépend du mode de production de la rupture.*

Plus la rupture a été rapide, et moins les parties déchirées sont lésées ; plus le travail a été long, l'accouchement pénible et plus les tissus sont altérés dans leur vitalité et dans leur constitution intime ; dans ces cas, les parties sont violacées, infiltrées de sang, tuméfiées, et l'œdème qui accompagne ces altérations pathologiques augmente encore la gravité du mal. Est-il besoin d'insister sur les faits où dans une déchirure centrale, l'enfant a passé par la plaie, et est-il besoin de dire que la lésion est alors beaucoup plus sérieuse que lorsque le fœtus est sorti par la vulve ?

Pouvons-nous dès à présent, nous plaçant au point de vue de la réparation, conclure en faveur de tel ou tel procédé? Certes, sans vouloir nons engager à fond dans le débat relatif à l'opportunité d'une opération immédiate, ou retardée, nous pouvons poser des conclusions qui découlent de la discussion précédente : Il est évident, par exemple qu'une intervention immédiate, sera, quelque puisse être le degré de la déchirure, plus opportune, c'est-à-dire aura plus de chance de succès lorsque la plaie succédant à une rupture brusque sera nettement et franchement constituée, lorsque les bords en seront réguliers, et lorsque les tissus ne seront en rien altérés. Dans le cas au contraire, où, après un travail prolongé, certaines parties de la plaie périnéale seront contuses, déchiquetées, privées de vitalité au point d'être menacées de sphacèle, la périnéorrhaphie deviendra une opération plus compliquée, qui demandera une régularisation, un travail opératoire plus complexe, et qui, par conséquent, aura moins de chances de réussite. Doit-on, dans ces cas, la tenter? Nous pensons que oui et nous aurons plus tard à exposer les raisons de notre manière de faire, pour le moment nous voulons seulement conclure, de ce qui précède, ceci : la suture varie selon qu'elle s'adresse à des tissus sains, ou à une plaie contuse succédant à un traumatisme grave et à un accouchement fatiguant et prolongé.

Une question importante est la suivante: Quelle action exerce sur la suture *certains états généraux* de la femme, par exemple la *syphilis*, la *scrofule*, la *tuberculose*, les *convalescences* (fièvre typhoïde, etc.). D'une façon générale, tout état constitutionnel grave est une condition mauvaise au point de vue du succès probable de l'intervention ; et la suture subit en cela le sort commun à toute opération chirurgicale. Celle-ci réussira moins bien chez une tuberculeuse avancée que chez une femme bien portante, mais, sauf les cas où l'on est en présence d'une malade absolument cachectique, nous pensons que la suture doit être tentée, et ces diathèses, ces états constitutionnels n'empêchent pas forcément le succès d'être obtenu.

La *syphilis* surtout ne saurait être une contre-indication.

M. Terrillon pense que la réunion peut s'obtenir chez les syphilitiques si rien autre chose ne s'y oppose.

L'observation I de la thèse de Luizy est à ce sujet intéressante ; il s'agit d'une déchirure de la vulve au milieu de plaques muqueuses à base indurée ; la réunion immédiate se fit spontanément au bout de trois jours, et au bout d'un mois la vulve ne présentait plus qu'une petite encoche insignifiante sur la petite lèvre déchirée.

L'observation suivante que nous avons recueillie à Lourcine l'an dernier, prouve que la réunion immédiate est possible chez une syphilitique et au milieu de syphilides :

*Observation I (personnelle)*. — La nommée Joséphine R... entre à Lourcine salle Fracastor le 11 mai 1884. Cette femme, âgée de 19 ans, est primipare : au moment où on l'apporte elle est en travail déjà et l'examen montre que la dilatation est grande comme une pièce de deux francs. L'enfant n'est pas à terme, et a environ huit mois.

Présentation normale, O. I. G. A.

La vulve, le périnée et le pourtour de l'anus sont recouverts de vastes syphilides papulo-hypertrophiques sécrétant une sérosité sanieuse, infecte.

Au moment de l'expulsion, le périnée durci par les syphilides ne se distend pas et cède sur une longueur d'environ deux centimètres.

Le sphincter externe est respecté.

Séance tenante, après lavages de la plaie au sublimé (1 pour 2000), je pratique avec du fil d'argent quatre sutures. — L'affrontement est parfait.

Matin et soir lavages du vagin avec la solution au sublimé ; en permanence des compresses trempées dans cette solution sont appliquées sur le périnée. Les jambes de la femme sont attachées ensemble.

Cathétérisme vésical matin et soir.

Le cinquième jour j'enlève les fils, la réunion est parfaite sur toute la ligne de déchirure, et, à la sortie, trois semaines après la malade est complètement guérie.

Skene ne parle pas de l'influence qu'exercent les états constitutionnels sur la marche de l'opération, mais il montre bien l'action qu'ils ont sur la production de la déchirure.

« Il existe, dit-il, certains états généraux qui prédisposent à la déchirure. Les *femmes lymphatiques* présentent souvent des ruptures pendant la parturition. Dans ces cas, les muscles du périnée sont de mauvaise qualité et cèdent facilement à une grande pression.

De même les *femmes fortement musclées* ont souvent un périnée peu souple à cause de la grande vigueur de leurs muscles.

D'autres femmes ont par *suite de leur genre de vie* ou grâce à la position de l'utérus la circulation en retour gênée, les vaisseaux se dilatent, la nutrition languit, et le périnée est tout disposé à se rompre. »

En résumé, sauf pour la syphilis qui ne paraît pas exercer d'action sur la marche de la cicatrisation, toute cause constitutionnelle ou autre qui affaiblit l'organisme met la femme dans des conditions mauvaises pour subir l'opération, mais ne constitue pas une contre-indication formelle à la suture immédiate.

## § IV

### PHYSIOLOGIE PATHOLOGIQUE DES DÉCHIRURES NON RÉUNIES

Examinons maintenant comment se comporte une rupture périnéale non réunie, c'est-à-dire abandonnée à elle-même et voyons quels dangers menacent la femme dans ces conditions. Il nous sera facile, connaissant les inconvénients de la non-intervention et de l'intervention tardive, de conclure à l'excellence de l'opération immédiate :

Si l'accoucheur abandonne à elle-même pour toujours ou pour longtemps (cinq, six, sept mois, comme le veulent les partisans de la suture tardive) la femme atteinte de déchirure périnéale, il l'expose à deux ordres de complications :

1° Des complications primitives.

2° Des complications secondaires.

1° *Complications primitives* : La première de toutes est la *Beauce* de la plaie, qui entraîne avec elle la possibilité d'une *résorption putride*, ou tout au moins d'une *inflammation* plus ou moins intense ou plus ou moins grave.

Skene pense que dans la déchirure de la partie antérieure du périnée les muscles bulbo-caverneux, transverses et les fibres antérieures du releveur de l'anus soutiennent les lèvres de la déchirure ainsi que la partie postérieure du plancher du bassin. Aussi la partie postérieure est entraînée en avant de façon à compenser la perte de support résultant de la déchirure. Il ajoute même que si l'on veut se rendre un compte exact de l'étendue de la lésion, il faut rétracter avec le doigt la partie postérieure du plancher comme si on voulait repousser en arrière l'anus et le rectum.

Emmet, contrairement à Skene (Sarrante) pense que dans les déchirures complètes toujours les muscles sont relâchés, et il faut, dit-il, relever le périnée de bas en haut, et la constriction au moment de l'opération doit aller de l'anus vers le vagin. Là-dessus repose son procédé opératoire.

Quoi qu'il en soit de ces discussions théoriques, un fait subsiste : à savoir que nous avons une plaie béante, plaie plus ou moins vaste, qui mettra plus ou moins de temps à se cicatriser, et qui pendant tout le temps nécessaire à cette cicatrisation sera exposée à des causes multiples d'infection. Nous savons ce qu'on peut répondre : avec la propreté et l'antisepsie, nous dira-t-on, nous ne craignons plus l'infection. Soit, mais pourquoi risquer, quand avec quelques points de suture il est si facile de se mettre à l'abri, et pouvez-vous affirmer que pendant les quinze jours, les trois semaines qui s'écouleront avant la cicatrisation, vous n'ouvrirez pas, une fois, un seul instant, la porte à l'ennemi. Or il ne faut pas l'oublier, dans ce cas, le plus souvent vous serez impuissant à combattre ce que vous n'avez pas voulu, et ce que vous pouviez empêcher. Avec la suture immédiate, faite avec tout le soin et la propreté désirables bien entendu, nous nous mettons à l'abri d'un seul coup et le plus souvent d'une façon définitive en quelques jours.

Au reste, les adversaires eux-mêmes de la suture immédiate en conviennent et Schwartz (*Revue de Chirurgie*, décembre 1885) s'explique ainsi :

« La périnéorrhaphie immédiate en tant qu'elle s'applique aux ruptures totales intéressant le rectum et le vagin (nous laissons de côté les ruptures superficielles et même intra-sphinctérien-nes que presque toujours l'on a réunies avec succès après l'ac-couchement par des serres-fines ou des sutures ou encore le rapprochement simple des parties par la position) la périnéorrha-phie immédiate, disons-nous, a comme avantage de soustraire l'accouchée à tous les inconvénients qui résultent de la rupture ; celle-ci guérit en même temps que se passe le temps des couches et il *n'en résulte aucun accident fâcheux dû à l'état puerpéral ;* bien plus le chirurgien ferme *la porte aux inocu-lations septiques* qui pourraient se produire par la plaie béante. »

Localement si l'on n'intervient pas de suite, il est possible que la plaie, dont certaines parties peuvent être sphacélées, augmente, du fait même de la gangrène ; tandis qu'en opérant de suite, on peut en abrasant avec des ciseaux courbes les parties dont la vitalité ne paraît pas bien assurée, arrêter du coup le processus destructeur et empêcher une déchirure incomplète de se transformer en déchirure complète.

2° *Complications secondaires.* Ce sont les plus nombreuses.

Dans certains cas, la plaie devient granuleuse. Les *granulations* peuvent devenir exubérantes, retarder beaucoup la cicatrisation et condamner ainsi la femme à un traitement longtemps prolongé, à des cautérisations douloureuses et pénibles, à des soins de propreté difficiles à remplir et souvent négligés. Il en peut résulter des lymphangites et des inflammations qui si elles n'ont pas la gravité des résorptions putrides n'en ont pas moins une influence *nocive* sur le physique et le moral de l'accouchée.

Marcel Boraud, dans sa thèse, signale une complication grave ducôté du rectum. Elle serait due à l'habitude qu'ont les malades atteintes de ruptures totales de se soumettre à un régime qui produit la constipation. Il en résulte à la longue une rectite amenant une diarrhée incoercible.

Toutefois, il ne faut pas le nier, dans le premier dégré de la déchirure, la guérison peut être espérée sans traitement approprié, par les soins de propreté associés à la position donnée à la malade. Dans le second degré (ruptures sans lésion ou avec lésion légère du sphincter) ce résultat quoique beaucoup plus rare peut parfois être obtenu. Enfin dans le troisième (rupture du sphincter) la guérison, nous voulons dire la réparation, n'est jamais possible sans opération. En tout cas, pour les deux premiers degrés au moins, une question se pose: Faut-il opérer? *Ne peut-on pas compter sur une guérison spontanée ?*

Supposons un cas favorable dans lequel la réunion s'est faite seule ; il s'agit d'un second degré par exemple ; la femme n'a pas subi d'opération ; et cependant elle a un périnée. Eh bien même dans ce cas, nous prétendons que le résultat est mauvais et qu'on aurait dû faire une suture immédiate. M$^{me}$ Sarrante, en effet, nous fournit un puissant argument : « Nous avons mesuré, dit-elle, à la Clinique d'accouchements plus de soixante périnées de femmes enceintes et, dans la moitié des cas, chez les multipares bien entendu, nous avons pu constater une déchirure ancienne qui n'avait pas été réparée et qui avait laissé à la malade seulement un centimètre ou deux de périnée, ce que nous considérons comme tout à fait insuffisant pour la protection et le soutien des organes génitaux internes et des parties voisines. Au contraire, toutes les malades atteintes de déchirures qui avaient été restaurées ont pu quitter l'hôpital avec des périnées de trois à quatre centimètres et demi. »

Danyau réfute victorieusement l'opinion de Kilian (*Operations-lehre für Geburtshülfe*) qui pense que les déchirures les plus étendues guérissent pourvu que le sphincter soit intact, par la position et les soins de propreté. Il cite à ce sujet une observation de Roux où la réunion ne se fit pas, bien que le sphincter anal soit intact, et où il y eut prolapsus du vagin. Dans ce cas, la suture *faite tardivement* fut suivie de phlébite et de mort. Il cite encore une observation de Lauverjat (1782) analogue. Enfin, Mery dit qu'il a vu beaucoup de déchirures du périnée et qu'il n'a jamais vu qu'une guérison spontanée.

En résumé, nous adoptons absolument l'opinion de Mekertt-schiantz lorsqu'il écrit :

« Thymans, Pen et autres, s'appuyant sur des observations défectueuses admirent que les ruptures guérissaient sponta-nément. Seulement Lamotte a constaté trente ans plus tard en Normandie que la malade, donnée par Pen comme un cas de guérison, n'était nullement guérie. Quoique par-ci par-là dans certains cas où l'on a tenu les jambes rapprochées on ait cons-taté des guérisons comme Pajot et Velpeau l'ont signalé, il est impossible de compter avec certitude sur ces réparations spon-tanées. Une guérison étendue appartenait déjà de ce temps-là comme aujourd'hui aux cas absolument exceptionnels. »

En résumé, sauf dans les cas de déchirure très peu étendue, il faut toujours opérer, et ne pas attendre une guérison spon-tanée incertaine, qui, fût-elle assurée, ne vaudrait jamais une réparation chirurgicalement, c'est-à-dire intelligemment obtenue.

Voyons maintenant ce qui se passe lorsqu'une déchirure se cicatrise sans avoir été réunie.

Dans le premier degré, peu d'inconvénients, sauf au point de vue plastique, et nous ne devons pas envisager ce côté de la question.

Mais, dans le second degré, il n'en est plus ainsi :

Si une déchirure un peu étendue du périnée n'est pas res-
taurée, au bout d'un temps variable il se produit une série d'accidents que nous allons passer en revue. L'élargissement vulvaire a pour conséquence tôt ou tard le *Prolapsus utérin et
vaginal*. Ce phénomène est connu depuis longtemps.

« Indépendamment de l'agrandissement déjà assez fâcheux par
lui-même de l'ouverture vulvaire, dit Danyau en 1843, la rupture périnéale expose au prolapsus du vagin et consécutivement à
celui de l'utérus. »

Dans certains cas rares d'ailleurs, ce prolapsus ne se ferait pas;
cela tiendrait, d'après Skene, à ce fait que les malades étant
incapables de se promener ou de se tenir debout, les organes ne
sont pas fortement refoulés en bas. Triste consolation, il faut
l'avouer et peu faite pour infirmer ce que nous avons dit en faveur de la périnéorrhaphie.

Il est un point spécial qui a été bien mis en lumière par
M. Doleris. Dans certains cas, le périnée qui, dit-on, s'est reconstitué seul par les efforts de la nature aidés de la patience du
chirurgien, n'est pas à proprement parler un périnée. C'est
une sorte de vulve dont la commissure postérieure se prolonge
très loin vers l'anus, c'est un vrai périnée muqueux. Dans ces
cas, le périnée cutané est très court et la vulve très large. Et un
semblable périnée ne saurait empêcher ni un rectocèle ni un
prolapsus utérin. Nous devons dire toutefois que M. Guéniot
n'accepte pas cette opinion, et que pour lui dans ces cas le périnée est capable encore de soutenir la matrice.

Donc le prolapsus utérin, conséquence de la non-réunion
périnéale est un fait bien établi. Mais les choses n'en restent
pas là, et agissant à son tour sur le périnée, l'utérus abaissé
amène l'*Atrophie des muscles du périnée*. « Souvent, en effet,
dit Skene, la paralysie et l'atrophie musculaires ne se montrent
que longtemps après la parturition; les muscles rompus ou séparés de leurs insertions ligamenteuses durant l'accouchement,
deviennent fonctionnellement inactifs et restent dans cet état

jusqu'à ce que l'atrophie graisseuse les envahisse tout à fait. Ces cas se montrent quand on a négligé de restaurer, ou que dans l'opération on a réuni la peau et la muqueuse sans réunir les muscles. Quelquefois l'atrophie n'est pas primitive, elle vient seulement plus tard, quand le prolapsus des organes pelviens s'étant produit, il y a supradistension des muscles; on a même observé le fait sans déchirure dans l'allongement hypertrophique du col. Réciproquement la paralysie des muscles favorisant le prolapsus, celui-ci augmente et vice versa. »

A côté de cette complication grave, il en est une qui se montre rarement mais qui a été signalée ; nous voulons parler de l'*achèvement de la division de la cloison recto-vaginale*. Dans certains cas, cette cloison imparfaitement détruite lors de l'accouchement a été trouvée considérablement diminuée plus tard quand on voulut faire la suture. L'opération devient alors plus difficile.

Nous devons à l'obligeance de M. Richelot (communication orale) l'observation suivante, qui est concluante :

*Observation II.* — Une dame accouchée il y a trois ans eut au moment de son accouchement une rupture du périnée n'intéressant pas la cloison recto-vaginale. La cicatrisation se fit à plat et le périnée fonctionna bien pendant dix-huit mois à deux ans. C'est-à-dire que le vagin et le rectum restèrent séparés par la cloison. Celle-ci était d'ailleurs fort mince. Puis petit à petit la cloison subit une sorte de résorption de sorte que la déchirure d'abord incomplète finit par devenir complète et lorsque M. Richelot pratiqua l'opération cette année (trois ans après la parturition), opération qui réussit d'ailleurs très bien, la cloison était détruite sur une hauteur de quatre centimètres.

(Cette observation a été rapportée par M. Richelot à la Société médico-pratique. — Séance du 14 décembre 1885 à propos de l'observation du docteur Barette.)

Dans le troisième degré, il est plus dangereux encore, au point de vue des complications ultérieures, de ne pas intervenir immédiatement, à la *longue il se fait toujours une rétraction lente mais fatale et progressive des lambeaux* divisés. Au chapitre de la pathogénie, nous avons longuement insisté sur le mécanisme de cette rétraction. Nous avons à examiner maintenant ses con-séquences au point de vue de la réparation ultérieure. Dans les sutures tardives la restauration est difficile. Les deux extré-mités entraînées en arrière et recouvertes d'un tissu de cicatrice parfois assez épais, perdent une partie de leur aptitude à se ré-unir, et le sphincter est difficile, sinon impossible, à reconstituer.

De plus, et M. Schwartz le fait remarquer avec justesse, la plaie s'est cicatrisée, la cloison recto-vaginale et le périnée se présentent sous la forme de deux surfaces triangulaires inférieure-ment, presque linéaires supérieurement avec une épaisseur de trois à quatre millimètres au plus. Depuis son accouchement la femme s'est trouvée dans des conditions déplorables ; son sphincter désuni ne pouvant retenir ni les gaz, ni les matières liquides, ou même solides ; enfin, souvent la cloison recto-vaginale qui est très mince ne se soude pas sur un point et il persiste une fistule recto-vaginale.

Ainsi donc, dans le cas de rupture complète, rupture du troi-sième degré, la femme, outre les inconvénients auxquels elle est soumise pendant tout le temps que sa lésion n'est pas réparée, est dans des conditions mauvaises lors de l'opération. Les bords de la plaie se sont rétractés, la coaptation est difficile à obtenir ; le sphincter est souvent impossible à reconstituer, et les cas ne sont pas rares où une femme, opérée et guérie en apparence, est en aussi triste état qu'avant l'opération parce que son sphincter est impropre à remplir ses fonctions et parce que le muscle à jamais détruit par la dégénérescence granulo-graisseuse ne pourra retrouver la contractilité nécessaire au fonctionnement normal de l'orifice anal.

Le chirurgien a-t-il à gagner à cette attente ? Nullement. A la longue il se produit quelquefois un *tissu cicatriciel dur, tenace*, contre lequel il faut lutter, et qu'il faut détruire pour créer de nouvelles surfaces saignantes. C'est alors que pour vaincre le retrait et l'écartement des bords cicatrisés et calleux, il faut, outre un avivement très douloureux une pression considérable pour rapprocher et maintenir en contact les surfaces avivées.

Telle est la physiologie pathologique des ruptures périnéales. Tels sont les accidents auxquels expose une temporisation que rien ne justifie. Et nous nous croyons en droit maintenant de poser nettement la question : Quand faut-il opérer ? Et pourquoi faut-il opérer de suite ? C'est ce que nous allons étudier dans le second chapitre où nous discuterons la valeur de chacun des procédés appliqués à la restauration du *périnée*.

# CHAPITRE II

Nous avons suffisamment établi la nécessité de l'opération et montré que sauf des cas très rares et d'ailleurs peu favorables, la réparation du périnée ne doit pas être abandonnée à elle-même.

Quand, à quelle époque convient-il d'opérer ?

Quels résultats ont donné chacune des méthodes employées, telles sont les deux questions que nous avons maintenant à étudier et à résoudre :

Dans un premier paragraphe, nous comparerons ensemble la périnéorrhaphie tardive, la périnéorrhaphie secondaire, et la suture immédiate. Nous indiquerons les raisons qui ont été données en faveur de chacune d'elles et nous dirons pourquoi nous nous prononçons en faveur de l'intervention immédiate.

Dans un second paragraphe, nous examinerons les résultats donnés par la suture immédiate en nous appuyant sur des observations nombreuses que nous résumerons pour la plupart pour ne pas donner à ce travail une étendue trop considérable. Enfin nous verrons les accidents de la guérison et nous terminerons en comparant les résultats anciens aux modernes, ce qui nous amènera à dire un mot de l'utilité de l'antisepsie dans le cas qui nous occupe.

## § I

### ÉTUDE COMPARATIVE DES DIFFÉRENTES PÉRINÉORRHAPHIES

*Périnéorrhaphie tardive.* — On appelle périnéorrhaphie tardive celle qui se fait lorsque la plaie périnéale est complètement cicatrisée. L'époque de l'opération est donc essentiellement variable, et Roux, le père de la suture tardive conseille d'attendre le rétablissement complet de l'accouchée et le retour des parties à l'état normal. Les chirurgiens qui adoptent ce procédé, remettent l'opération à trois, quatre, six, sept et même huit mois après l'accouchement.

Nous avons suffisamment établi les dangers d'une semblable méthode, pour qu'il nous soit permis de passer brièvement. Outre que dans ces conditions la suture exige un manuel opératoire plus compliqué puisqu'il faut d'abord pratiquer l'avivement, pour suturer ensuite ; elle a l'immense inconvénient de forcer la femme à prendre le lit une seconde fois et à s'exposer à un second traumatisme.

De plus, pendant de longs mois, cette même femme a eu a subir les tortures d'une infirmité repoussante qui ne lui permettait de retenir ni les gaz ni les matières solides. Enfin nous savons que, pendant les mois qui ont suivi l'accouchement, les parties lésées se sont modifiées, que la cicatrice s'est rétractée, que les bords en sont parfois devenus calleux ; trop heureux encore sera le chirurgien s'il ne se trouve pas en présence d'un prolapsus utérin, vaginal ou rectal que l'opération sera quelquefois impuissante à réduire. Dans ces conditions, nous rejetons absolument la périnéorrhaphie tardive sauf des cas très rares, le cas, par exemple, où l'état d'affaiblissement de l'accouchée serait tel, à la suite d'une hémorrhagie ou d'une intervention grave, que toute opération, même légère serait au moment de la parturition ou dans les jours suivants, non seulement imprudente mais coupable. Rappelons enfin l'observation de Roux et celle de Lauverjat qui prouvent que la périnéorrhaphie tardive n'est pas sans danger et qu'on en peut mourir — même entre les mains de Roux son restaurateur en France et son père d'adoption.

*Périnéorrhaphie secondaire.* — Celle-ci se pratique au moment où la plaie périnéale se couvre de bourgeons charnus. Schwartz qui vient de publier sur ce sujet un article rempli d'intérêt, conseille d'opérer le cinquième ou sixième jour. Il y voit plusieurs avantages : d'abord les complications de l'utérus ou des annexes se sont montrées si elles doivent venir. La lactation est établie ou commence à se supprimer si la mère ne nourrit pas. Les parties destinées à se sphacéler sont éliminées ou du moins sont visibles et il est facile de les enlever. Enfin la cloison recto-vaginale est encore épaisse et présente plus d'étoffe pour la coaptation. Nous avouons qu'à notre sens toutes ces raisons sont passibles d'objections : d'abord, si la suture avait été faite immédiatement après l'accouchement, la guérison serait déjà très probablement assurée à l'époque où M. Schwartz conseille d'opérer ; sauf les cas graves et complexes la cicatrisation est obtenue en cinq ou six jours. Pourquoi alors se préoccuper de complications utérines ou ovariennes qui ne viendront d'ailleurs probablement pas, et pourquoi si ces complications doivent venir abandonner à elle-même une surface saignante prête à absorber tous les produits septiques qui voudront s'y offrir pendant ces cinq ou six jours d'attente.

La lactation dans aucune des observations que nous avons consultées n'a paru influencer en quoique ce soit la plaie périnéale.

Quant à ce qui est de la menace de sphacèle, il est facile au moment de l'accouchement de régulariser la plaie et d'ablaser avec des ciseaux les parties contuses et destinées à disparaître. Quant à la cloison recto-vaginale, son épaisseur est assurément une condition favorable au succès de la réparation, et nous pensons qu'au moment de l'accouchement on sera à ce point de vue dans de bonnes conditions pour intervenir. Nous parlons, bien entendu des cas les plus fréquents, car il se trouvera des circonstances où, en présence de tissus altérés, contus et partout œdématiés nous attendrons et remettrons à quelques jours une opération qui n'aurait aucune chance de succès au moment de la parturition. On le voit donc si nous rejetons absolument la périnéorrhaphie tardive, nous ne sommes pas aussi sévère pour la suture secondaire, mais nous la réservons pour des cas exceptionnels et nous donnons toujours la préférence, lorsque faire se peut à la suture immédiate. Et, en effet, quelle est la grande objection que font à notre pratique les partisans de la suture retardée? C'est d'opérer pendant la puerpéralité. Or sans vouloir entrer en discussion sur ce mot puerpéralité, est-ce que la suture secondaire ne se fait pas aussi en pleine puerpéralité ? Et est-ce que le cinquième ou le sixième jour après l'accouchement la femme n'a pas autant sinon plus qu'après son accouchement à redouter les accidents puerpéraux ?

*Suture immédiate.* — La suture immédiate se pratique plus ou moins tôt après l'accouchement, soit immédiatement après l'expulsion fœtale, soit plus tard ; en tout cas, au moment où la plaie n'a pas eu encore le temps de se modifier, et où, suivant l'expression de Danyau, il s'agit uniquement de faire la réunion d'une plaie récente par la suture, c'est-à-dire un simple pansement. Le moment d'élection (concours médical, 27 juin 1885) est environ la cinquième heure après l'accouchement. L'écoulement sanguin est alors peu abondant et la plaie dans de bonnes conditions pour la réunion immédiate.

M^{me} Sarrante expose clairement et avec précision les avantages de l'opération :

1° Elle ferme la porte aux inoculations infectieuses.

2° Elle préserve la femme d'un long traitement, d'une infirmité grave qui n'est pas sans danger, (prolapsus — incontinence des matières — troubles vésicaux, etc.) et elle dispense la femme d'une opération tardive qui serait plus difficile, moins sûre et plus dangereuse. (Observation de Roux.)

On a fait de nombreuses objections à la suture immédiate :

On lui a reproché d'agir sur des *parties déchirées*, et difficile, à coapter, et l'on a dit que le sphacèle était à craindre avec son cortège inflammatoire et ses produits septiques.

Or il est facile au moment de l'opération immédiate d'abraser avec des ciseaux les parties sphacélées, et Luizy fait remarquer avec raison que la gangrène est rare dans cette région à un moment où la circulation est si active et où il y a une véritable congestion physiologique.

On a aussi objecté la possibilité de *l'emprisonnement des caillots* entre les lèvres de la plaie. Nous ferons remarquer qu'avec certaines précautions antiseptiques, en particulier en employant le procédé de M. Doléris qui opère sous un filet de liquide désinfectant, cet emprisonnement est absolument impossible.

*L'écoulement des lochies* sur la plaie et la désunion des sutures n'est pas une objection plus sérieuse, et Luizy, dans sa thèse, fait remarquer que les premiers écoulements sont formés par du sang pur ou du liquide sanguinolent pendant trois ou quatre jours. Plus tard si l'écoulement devient purulent, la cicatrisation est assurée.

Et d'ailleurs si l'on redoute tant l'action des lochies, pourquoi les partisans de la périnéorrhaphie secondaire, MM. Schwartz, Dayot, etc., choisissent-ils pour opérer le cinquième ou sixième jour, c'est-à-dire l'époque exacte ou les lochies deviendront purulentes si elles doivent le devenir? Car Doléris a prouvé (Les lochies et les organismes inférieurs. *Mémoire des archives de tocologie,* 1883) que si l'on se conforme aux règles de l'antisepsie pure (Iodoforme. Liqueur de Van Swieten) jamais il n'y a de pus dans les lochies, mais bien du sang, de la sérosité et du mucus. Et M. Schwartz en convient lui-même : « Nous avons été étonné, dit-il, de l'innocuité sous ce pansement (iodoforme) de lochies abondantes et présentant même une certaine odeur. »

*L'état puerpéral* a fait trembler aussi certains chirurgiens !

Comme nous l'avons déjà dit : Est-ce qu'une femme au sixième jour de son accouchement n'est plus dans la période puerpérale ? Et alors pourquoi permettre la périnéorrhaphie secondaire et défendre l'intervention immédiate ? Du reste nous nous en tenons à ce sujet à la définition de Siredey : « L'accouchée est une blessée. » Nous devons la traiter de même, c'est-à-dire avec ménagement, et nous pensons que grâce aux soins de propreté, à l'antisepsie rigoureuse, cette définition est destinée à être de plus en plus universellement acceptée. On peut donc opérer une femme en couches, mais à ce moment plus qu'à tout autre il faut être prudent et ne se départir en rien des règles de l'antisepsie. Partagerons-nous l'avis des chirurgiens qui, s'appuyant sur des raisons morales ne veulent pas opérer à cause de la *faiblesse de la femme* à laquelle ils craignent d'imposer de nouvelles souffrances ? Certes il est des cas où cette raison est valable, et lorsque, après un accouchement très long, une femme épuisée est atteinte d'une vaste déchirure, on peut se demander s'il ne serait pas opportun de remettre l'opération, et dans ce cas nous admettons parfaitement l'hésitation. Mais ces cas sont rares, et d'ailleurs le plus souvent l'opération est très peu douloureuse. Il n'y a pas d'avivement à pratiquer. L'ablation des parties sphacélées, si elle est utile, s'adresse à des tissus privés de vitalité et par suite peu sensibles. Les sutures elles-mêmes sont parfois absolument indolores, nous relevons cette particularité dans deux de nos observations, l'observation IV et l'observation XV où il est noté que l'application des sutures ne fut pas douloureuse.

En résumé, la suture, sauf des cas rares est une opération que l'on aura intérêt à pratiquer immédiatement ; comme le fait observer Heydenreich (*In semaine medicale*, 21 octobre 1885) elle a pour avantage d'épargner à la femme une infirmité repoussante de lui éviter une intervention chirurgicale ultérieure nécessitant un nouveau séjour au lit ; l'opération est simple, l'avivement inutile et tout se borne à l'application des sutures.

Nous ajouterons que, si par hasard le résultat n'était pas

suffisant, s'il y avait disjonction des sutures, l'opération tardive ne serait en rien compromise et il serait toujours possible de la faire.

Nous concluons donc hardiment en faveur de la suture immédiate, et nous n'acceptons qu'une seule contre-indication : l'épuisement absolu de la femme après un accouchement particulièrement pénible, en présence d'une rupture étendue et nécessitant de nombreuses sutures.

## § II

### RÉSULTATS OBTENUS. — OBSERVATIONS

Nous ne nous occupons pas des ruptures légères. Il suffit de passer un mois dans un service d'accouchements pour voir nombre de déchirures de la fourchette guérir rapidement par l'application de serres-fines, par une suture ou tout simplement par rapprochement des jambes.

### RUPTURES COMPLÈTES DU PÉRINÉE SANS RUPTURE DU SPHINCTER

*Observation III.* — Déchirure complète du périnée. — Restauration immédiate.— Guérison. (Alix, obs. II).
Large déchirure arrivant à un demi-centimètre de l'anus.
Trois points de suture.
Réunion complète le 7° jour.

*Observation IV.* — Déchirure complète du périnée jusqu'au sphincter.—Sutures au catgut.—Guérison au bout de huit jours. — Suture immédiate. (Doléris.)
Antoinette P..., 22 ans, primipare. Grossesse à terme. Le sphincter est intact. La grande lèvre droite est déchiquetée. Quatre points de suture au catgut. Il est *à remarquer qu'il y a eu absence complète de douleur aux piqûres.* Cicatri-

sation complète le huitième jour. Il reste seulement à la partie antérieure un petit bourrelet.

*Observation V.* — Déchirure jusqu'à un centimètre de l'anus. — Suture au catgut. — Guérison en dix jours. (Doléris.)

Marie Bolba, 22 ans. Déchirure médiane, superficielle. Sphincter anal et paroi recto-vésicale sains. Le lendemain de l'accouchement deux points de suture au catgut. Cicatrisation complète le dixième jour.

*Observation VI.* — Rupture complète. — Suture immédiate. — Fil d'argent. — Guérison en vingt-trois jours. (Doléris.)

Cornier, Marie-Louise, 24 ans, secondipare. Forceps. Dégagement en occipito-sacrée. Travail ayant duré trente-trois heures.

Rupture complète du périnée jusqu'au sphincter, cinq heures après l'accouchement, deux sutures métalliques profondes. Résection d'un lambeau périnéal fatalement voué à la gangrène. Lavages avec la solution au sulfate de cuivre 1/100.

Six jours après on enlève les sutures, le périnée est reconstitué, mais superficiellement la cicatrisation n'est pas encore complète, et la lèvre droite du périnée dépasse de un millimètre la lèvre gauche. Cautérisation quotidienne au nitrate d'argent. Au bout de vingt-trois jours, guérison complète.

*Remarques.* — Cette observation nous montre d'abord que la résection d'une partie sphacelée n'entrave en rien la guérison ; de plus, qu'il est nécessaire de faire deux plans de suture. Nul doute que si ce procédé avait été suivi, la guérison eût été complète le sixième jour.

*Observation VII.* — Rupture complète allant à un demi-centimètre de l'anus. — Sutures au catgut. — Réunion par première intention. (Doléris.)

Doublet, Ernestine, 28 ans, primipare. Rupture médiane d'environ quatre centimètres et séparée en ce point du rectum

seulement par une épaisseur de tissus de deux ou trois millimètres.

Sutures profondes. Début par la muqueuse vaginale. Sutures
superficièlles. (Suture à points continus). Catgut résorbable.
Réunion par première intention.

Bröse, assistant à la clinique universitaire des maladies des
femmes à Berlin. (Appendice au *Centralblatt f. Gynecologie*
1883, n° 19), cite dix-huit cas de déchirures dont huit jusqu'au
sphincter qui toutes ont guéri par première intention, sauf une
qui, s'étendant jusqu'au sphincter, ne guérit par première intention que dans sa moitié postérieure. Parmi les cas guéris par
première intention, il y eut une déchirure très étendue, cependant le rectum était intact, mais la colonne postérieure du vagin
était complètement détachée, sous forme de langue, de la paroi
rectale.

En tout, Bröse a vingt-six cas de déchirures incomplètes, c'est-
à-dire allant jusqu'au sphincter exclusivement, et sur ce total
deux seulement ne se réunirent pas et une guérit à moitié par
première intention.

*Observation VIII.* —Déchirure complète du périnée sans lésion
du sphincter. — Trois points de suture immédiatement après
l'accouchement. — Guérison le septième jour. (*Thèse Luizy*,
Obs. IV.)

*Observation IX.* — Déchirure incomplète du périnée à la suite
d'une application de forceps, sans lésion du sphincter. — Cinq
sutures au catgut.— Insuccès complet. (*Thèse Luizy*, obs. VII.)

*Observation X.* — Rupture complète du périnée sauf le
sphincter. — Suture immédiate. — Guérison en huit jours.
(Doléris.)

Fr..., Marie, accouche le 6 avril 1885, à 9 heures 1/2 du matin.
Primipare à terme. O. I. D. P.

Rupture du périnée. Suture au catgut par le procédé d'Emmet. Guérison en huit jours, et à sa sortie la malade a un
périnée mesurant quatre centimètres.

*Observation XI.* — Même procédé. — Guérison en dix jours,
(Doléris.)

Clot, Marie, 18 ans, primipare. O. I. G. A. Déchirure complète jusqu'au sphincter, le 26 avril 1885. Suture continue au
catgut pratiquée de suite. Cicatrisation complète le 30 avril.
Périnée quatre centimètres de longueur.

*Observation XII.* — Guérison en sept jours. (Doléris.)

J..., Louise, 24 ans, primipare, accouche le 21 août 1885, à
quatre heures du soir. O. I. G. A. Déchirure complète du périnée,
les parties profondes ne sont pas entièrement entamées. De suite
suture, d'après la méthode d'Emmet. Catgut. Pansements à
l'iodoforme. Le 28 août, cicatrisation sur une étendue de trois
centimètres et demi ; il reste en avant un demi-centimètre qui
se cicatrise rapidement. Guérison complète.

*Observation XIII.* — Notre excellent ami Thouvenet, interne
des hôpitaux a bien voulu nous communiquer l'observation
suivante :

Marie G..., 26 ans, primipare, accouche le 22 mai 1884, à
l'hôpital Pascal. Fille à terme. O. I. G. A. Déchirure du périnée
entier. Seule la paroi antérieure du rectum est respectée. Le
spincther est très légèrement entamé. Bords de la déchirure
irréguliers. Trois sutures profondes et deux superficielles au fil
d'argent. De plus trois points avec du fil d'argent fin au niveau
de la fourchette ; de façon à former une petite arête vulvaire
qui arrête les liquides vaginaux et utérins.

Trois fois par jour injection vaginale au sulfate de cuivre au
centième.

Réunion parfaite au bout de cinq jours ; et au bout de quinze
jours il eût été impossible de soupçonner la lésion périnéale.

L'observation V de Danyau est un exemple de suture immédiate dans laquelle la cicatrisation fut obtenue au bout de
quatre jours ; dans l'observation VII, la réunion fut définitive
le sixième jour.

Dans l'observation IV la guérison ne fut obtenue qu'au bout de un mois et demi, à cause d'une fistule vagino-périnéale, qui dut être cautérisée.

Dans l'observation VI, la guérison fut retardée par une suppuration prolongée du pourtour de l'anus, et Danyau pense que, pendant l'opération, son fil postérieur a pénétré dans le rectum.

Dans l'observation VIII, la formation d'une eschare auprès du rectum retarda la guérison.

Enfin, dans l'observation IX, Danyau eut un insuccès complet.

Nous avons, à dessein, résumé rapidement ces observations de Danyau, afin de faire voir combien sont plus satisfaisants les résultats modernes, nous en trouverons l'explication dans l'étude des modes de pansement et de protection dont nous disposons aujourd'hui.

### RUPTURES COMPLÈTES AVEC DÉCHIRURE DU SPHINCTER SANS LÉSION DE LA CLOISON

*Observation XIV.* — Suture pratiquée au troisième jour après l'accouchement. — Réunion immédiate. — Guérison en six jours et demi. (Communiquée par notre ami le D<sup>r</sup> Barette, prosecteur de la faculté.)

M<sup>lle</sup> X..., à Meudon, accouche seule et rapidement le 8 août 1885, d'une enfant de huit mois.

Large déchirure se prolongeant de la vulve à l'anus. Le sphincter anal est notablement entamé. Le sphincter vulvaire est totalement détruit. Le périnée est déchiré jusqu'au rectum, et le doigt introduit dans l'intestin constate que la paroi rectale est intacte mais qu'elle forme à elle seule le fond de la plaie. De la fourchette, les lèvres de la déchirure muqueuse s'enfoncent en arrière et en haut pénétrant dans la partie inférieure du vagin et remontant à deux centimètres au delà des vestiges de l'hymen. La partie inférieure de la colonne postérieure du vagin, forme un lambeau dont le sommet répond à l'ancien vestibule.

Les bords de la déchirure sont violacés au niveau de la muqueuse, la surface de cette vaste plaie est assez régulière, semée de petits points ecchymotiques.

*Opération.* — Chloroformisation. Lavage antiseptique, tamponnement du vagin avec de la gaze iodoformée. Grattage de la surface saignante, résection des parties irrégulières saillantes.

Trois sutures profondes au fil d'argent. Suture superficielle : quatre points de suture intra-vaginale au fil d'argent ; six points de suture périnéale. Collodion iodoformé sur la suture périnéale. Lavages vaginaux phéniqués.

Quelques douleurs dans la région suturée, les jours suivants.

13 août. On enlève deux fils profonds et trois fils superficiels.

17 août. On enlève les derniers fils. Réunion parfaite sur toute l'étendue de la lésion.

*Observation XV.* — Déchirure complète du périnée et du sphincter.—Sutures au catgut.—Réunion partielle en huit jours (Doléris.)

Anna L..., 19 ans, primipare, O. I. G. A. Trois plans de suture au catgut. Il est à remarquer que l'*application des points de suture n'a amené chez la malade aucune douleur.* Le cinquième jour, la malade ayant été à la selle, les deux points de suture les plus rapprochés de la fourchette ont cédé, au bout de huit jours, réunion complète, sauf au niveau de la fourchette.

*Observation XVI.* — Rupture complète du sphincter. — Suture au catgut. — Guérison. (Communiquée par M. Charpentier, professeur agrégé.)

M^me B..., primipare, 25 ans, accouche seule et sans le secours de personne le 15 octobre 1885. Accouchement très facile, spontané, O. I. G. A. Les premières douleurs ont apparu à six heures du matin. Expulsion fœtale à dix heures.

M. Charpentier voit la malade à dix heures et demie, et constate une large déchirure du périnée avec rupture complète du sphincter, mais la cloison est intacte.

A cinq heures du soir, suture au catgut par le procédé de Bröse. Cinq points de suture, trois profonds, deux superficiels. Guérison en deux temps. L'anus et la commissure vaginale guérissent d'abord et la réunion est complète au bout de cinq jours. Mais le point médian n'a pas pris et il se forme un petit cul-de-sac qui, d'ailleurs, guérit très bien par bourgeonnement au bout de trois semaines, à la suite de cautérisations au nitrate d'argent.

L'opération a été faite sous l'irrigation au sublimé (méthode de Doléris). Pansement à l'iodoforme. Matin et soir, injection vaginale au sublimé (1/2000).

*Observation* XVII. — Suture d'Emmet au catgut. — Réunion en dix jours. (Doléris.)

Pecquet, 28 ans, accouchement le 30 juillet 1885, déchirure complète du périnée ; partielle du sphincter, trente-six heures après l'accouchement deux fortes sutures au catgut, après nettoyage de la plaie des caillots et du sang qui la recouvrent. Le 9 août, réunion parfaite.

*Observation XVIII.* — Déchirure complète du périnée, après forceps. — Suture quatre heures après l'accouchement, par Eugène Bœckel (*Gazette médicale de Strasbourg*, mars 1873). — Vaste hiatus. — Déchirure de l'anus et du sphincter sur une hauteur de deux centimètres.

Quatre points entrecoupés avec une aiguille et un fil métallique sur le rectum. Le cinquième point traverse l'extrémité du sphincter. Six ou sept points de suture vaginale. Cinq points dont deux profonds au périnée.

Au bout de un mois, réunion complète. L'anus est bien reconstitué, se contracte bien, la malade peut retenir ses gaz, ce qui n'avait pas lieu pendant les quinze jours, qui ont suivi l'opération.

*Remarques.* — Notons bien ce retour *ad integrum* des fonctions du sphincter, et rappelons-nous que souvent ce muscle dégénère, si l'on n'intervient pas de suite. Ce résultat heureux nous paraît être tout en faveur de la suture immédiate.

M. Doléris, répondant à M. Guéniot, a récemment appuyé sur ce fait, et affirmé que chez ses malades le sphincter était redevenu contractile, c'est-à-dire efficace. Cela se comprend, car en opérant tôt le sphincter n'a pas encore eu le temps de se rétracter, de dégénérer, et il est apte à une coaptation parfaite, et une cicatrisation rapide.

### RUPTURES COMPLÈTES AVEC DÉCHIRURES DE LA CLOISON RECTO-VAGINALE

*Observation XIX.* — Rupture totale du périnée. — Opération huit heures après l'accouchement, avec la suture entortillée. — Guérison par le Dr Brechennier, d'Orléans. (Obs. VIII, *Thèse Luizy.*)

Périnée déchiré dans toute sa hauteur ainsi que la cloison recto-vaginale jusqu'à deux centimètres de l'anus et c'est par cette fente en forme d'*s* que l'enfant est sorti.

Cinq épingles, dont la première près du bord de la muqueuse rectale. Suture entortillée qui réunit exactement toutes les parties sauf la muqueuse rectale.

Six jours après, réunion parfaite même du sphincter. Depuis, la malade a eu un second enfant, la cicatrice n'a pas bougé.

*Observation XX.* — Rupture totale du périnée chez une primipare de 35 ans.— Réunion immédiate par la suture entrecoupée. — Guérison, par James Yong (*Obstétrical Journal*, mars 1876). (Obs. IX, *Thèse de Luizy.*)

L'index introduit dans l'anus à une hauteur de trois centimètres passait dans le vagin. Réunion des parties par la suture entrecoupée (7 fils). Réunion parfaite le quatorzième jour, plus de communication entre le rectum et le vagin.

*Observation XXI.* — Déchirure complète du périnée et de la la cloison.— Suture immédiate.— Trois plans de suture.— Gué-

rison, par le .D^r Eustache, de Lille (*Bullet. thérap.*, 1878).
(Obs. XI, *Thèse de Luizy.*)

La déchirure s'élève à une hauteur de cinq centimètres au-dessus de l'anus, et comprend les parties molles du périnée, et la partie inférieure de la cloison, sur une hauteur de plus de trois centimètres. Le vagin et le rectum font une seule cavité. En bas, la surface de la déchirure est très large et a près de quatre centimètres.

Quatre fils métalliques pour la suture rectale.

Quatre fils pour la suture vaginale.

Trois fils pour la suture périnéale.

Toutes les quatre heures, lavages vaginaux à l'eau phéniquée; sept jours après, on enlève les fils.

Au bout de quatorze jours, après l'opération la réunion est complète seulement à deux centimètres et demi au-dessus de l'anus il existe une petite fistule qui laisse passer les gaz. Pendant cinq jours, cautérisation au nitrate d'argent de cette fistule. Neuf jours après, la guérison est complète, et, au bout de trois mois et demi, le périnée de la malade mesure deux centimètres et demi.

### RUPTURES CENTRALES DU PÉRINÉE.

Dans un article qu'il vient de publier dans les *Archives de tocologie,* M. Charpentier, professeur agrégé, vient de publier une observation de rupture centrale du périnée, traitée par lui avec succès par la suture immédiate. Nous résumons brièvement cette observation :

La nommée Rossi, 21 ans, primipare, accouche le 6 septembre 1885, d'un enfant à terme, O. I. G. A. Perforation du périnée par le coude de l'enfant. L'index arrive facilement dans le vagin, le rectum étant intact. En avant de la perforation existe un pont membraneux de six centimètres, et en avant de l'anus un autre de un centimètre, sphincter anal et cloison absolument intacts. Au niveau de la fourchette qui est livide, thrombus de la grosseur d'une noix. La perforation a le volume d'une pièce de un franc environ, et va en entonnoir s'ouvrir dans le vagin.

Douze heures après l'accident, sous un jet continu de sublimé à 1/2000, réunion de la plaie par le procédé de Bröse, avec un fil de catgut de Colin, n° 2. Suture en spirale ou en surjet. Avec le même fil, trois sutures profondes et deux superficielles. La plaie est recouverte d'iodoforme. Matin et soir, injection vaginale au 1/2000.

Au bout de huit ou dix jours, guérison complète, la malade sort de la clinique le dix-neuvième jour; il n'y a plus ni fistule ni plaie, la cicatrisation est parfaite.

Nous pourrions multiplier les observations, il nous paraît inutile de le faire ; et il nous semble que nous avons surabondamment prouvé que la suture immédiate est une bonne opération, destinée, dans l'immense majorité des cas, à guérir.

Voyons maintenant quels accidents peuvent survenir pendant la cicatrisation :

*Accidents de la guérison.* — Nous ne comprenons pas sous ce titre les accidents entraînant la désunion de la suture. Nous avons cité une observation de Luizy où l'insuccès fut complet. C'est qu'en effet, subissant en cela le sort de toute intervention chirurgicale, la suture ne peut réussir fatalement. Elle réussit à peu près toujours, et cela suffit pour lui donner droit d'asile chez nous. Nous ne parlerons pas non plus des accidents généraux résultant de la résorption de principes putrides ou septiques ; nous pensons que toujours ce danger sera évité lorsque le chirurgien se conformera aux lois de l'antisepsie, qui, chez la femme en couches plus que chez toute autre blessée, devra trouver dans le médecin un défenseur convaincu et inébranlable. Mais il est quelques accidents qui, sans entraver la guérison finale exercent une fâcheuse action sur la convalescence.

Dans plusieurs observations nous avons trouvé signalée la *douleur* pendant les deux ou trois premiers jours succédant à la suture. Cette douleur siégeant dans tout le périnée, cède fa-

cilement et ne s'accompagne ni de gonflement ni d'inflammation locale.

Le professeur Verneuil conseille de ne pas intéresser la muqueuse rectale dans la suture pour éviter le *tenesme*. Il fait remarquer que la muqueuse vaginale est plus tolérante.

Parfois, dit Doléris, il reste entre l'anus et la vulve une petite
*crypte* pouvant loger un pois, ne communiquant ni avec le
vagin ni avec le rectum et formant une fistule borgne. Le
succès de l'opération n'est nullement compromis, mais la guérison est plus longtemps attendue et il faut avoir recours aux
cautérisations au nitrate d'argent.

D'autres fois c'est au contraire un petit *bourgeon exubérant*,
une sorte de production polypeuse qui persiste en un point du
périnée et qui cède aussi rapidement aux caustiques.

Plus grave est un accident signalé par Skene. Quelquefois l'on
obtient l'union de la peau et de la muqueuse, mais les muscles
ne sont pas réunis, et il en résulte que bien que les sutures
étant enlevées, le résultat semble parfait, la fonction musculaire
du périnée n'est pas recouvrée et l'opération est en fait absolument inutile.


Lorsque l'on compare les résultats fournis par la suture immédiate il y a quarante ans à ceux qu'elle donne aujourd'hui ;
par exemple si l'on rapproche des faits publiés dans ces derniers
mois (Doléris, Charpentier, etc.) les observations consignées en
1843 par Danyau dans son mémoire, on est frappé de ce fait
que les succès sont plus fréquents, plus constants et plus certains aujourd'hui.

La cause de cette heureuse modification réside d'abord dans
la perfection plus grande apportée au manuel opératoire, mais
avant tout dans l'excellence des pansements et surtout des pansements antiseptiques. Nous pouvons aujourd'hui modifier presque complètement les conditions mauvaises dans lesquelles se
trouve une plaie périnéale chez une femme en couches et il nous
est relativement facile d'isoler la plaie pour ainsi dire en la met-

tant à l'abri des contages septiques. M. le professeur Trélat, qui maintes fois dans ses cliniques a insisté sur la périnéorrhaphie et qui admet la suture immédiate, nous paraît avoir nettement marqué ce progrès en disant : « Doit-on opérer tôt ou tard ? La solution de ces questions a varié suivant les temps et suivant les doctrines. Longtemps on avait fait la périnéorrhaphie, les résultats avaient été médiocres. Aujourd'hui on ne paraît plus avoir d'incertitude sur son opportunité. Pourquoi ce retour au passé ! C'est qu'autrefois on opérait sur des parties contuses et septiques. On avait des insuccès. Aujourd'hui on use des méthodes antiseptiques rigoureuses et l'on a des succès répétés. »

# CHAPITRE III

———

Ce chapitre sera court, nous ne voulons pas en effet décrire en détail tous les procédés opératoires :

Dans un premier paragraphe nous résumerons rapidement les indications et les contre-indications de la périnéorraphie.

Dans le second, nous décrirons le mode opératoire.

## § I

### INDICATIONS ET CONTRE-INDICATIONS DE LA SUTURE IMMÉDIATE

A notre avis, la suture doit toujours être tentée immédiatement après l'accouchement. Nous n'avons fait d'exception qu'en faveur de la femme épuisée par un accouchement particulièrement pénible, et atteinte d'une très vaste déchirure qui demande une opération longue et douloureuse.

Nous n'acceptons pas comme contre-indication la *vulvo-vaginite blennorrhagique* ni les *syphilides vulvo-périnéales*. Les *varices des grandes lèvres* et les *cicatrices* anciennes ne nous arrêteront pas davantage.

Cependant nous n'opérerons pas une femme atteinte de *cancroïde* de la vulve ; ce serait s'exposer à un échec à peu près certain, et nous ferons également exception pour les femmes arrivées à la dernière période de la *tuberculose* ou en cours d'une maladie très grave telle que fièvre typhoïde, méningite, etc. Mais il faut le reconnaître, ces cas sont très limités, et n'infirment en rien la règle que nous nous sommes posée. Skene fait observer que dans certains cas les muscles du périnée ont perdu leur contractilité, et qu'alors l'opération ne saurait être utile à la malade. Même dans ce cas nous opérerons, au point de vue plastique d'abord, au point de vue du soutien des organes pelviens, ensuite ; nous estimons, en effet, qu'un mauvais périnée vaut mieux qu'un périnée complètement absent.

La menace de *sphacèle* ne nous arrêtera pas davantage. Il est facile de régulariser la surface de la déchirure au moment de la suture, et de plus il est d'observation que des parties dont la vitalité paraissait profondément atteinte après l'accouchement, sont redevenues normales quelques jours après et n'ont entravé en rien la marche régulière de la cicatrisation rapide et définitive. Dans ces cas, les lambeaux renfermés au sein de tissus bien vivants et vasculaires, par la réunion immédiate reprennent leur vitalité et ne nuisent point à la cicatrisation.

## § II

### DE LA SUTURE PROPREMENT DITE

A quel moment précis faut-il suturer ? Nous l'avons dit déjà, le moment le plus favorable parait être la cinquième ou sixième heure après la délivrance. La femme a eu le temps de dormir, de se reposer et elle est dans les meilleures conditions possibles pour subir cette nouvelle épreuve. Toutefois, quand la déchirure est minime, le mieux est d'opérer immédiatement après l'accouchement si la femme n'est pas trop fatiguée. Deux points de suture sont vite faits, et l'on évite ainsi une seconde séance toujours désagréable.

Doléris a appliqué les sutures tantôt immédiatement, tantôt au bout de vingt-quatre ou trente-six heures, une fois au commencement du troisième jour. « Chaque moment, dit-il, a ses avantages et ses désavantages. De suite après l'accouchement, les parties sont irrégulières et des lambeaux de tissus ou de mu-

queuse à moitié détachés rendent la coaptation un peu difficile
parfois ; mais la région est à peu près insensible à ce moment
par suite des compressions subies par les nerfs de la vulve et des
parties voisines, l'abrasion avec des ciseaux est indolore et permet
de régulariser le champ opératoire. La suture elle-même se fait
sans souffrance pour l'accouchée, sauf les derniers points superficiels qui touchent à la peau de la portion anale du périnée. En
outre, il y a un certain degré d'infiltration qui enlève à la muqueuse, à la peau et aux tissus sous-jacents une part de leur résistance.

Au bout de vingt-quatre à quarante-huit heures les tissus
sont retractés et plus solides, mais la plaie nécessite souvent une
abrasion partielle à cause de la mortification des débris à moitié
détachés. Or la sensibilité est alors revenue et l'opération est un
peu plus douloureuse. Somme toute, on doit opérer le plus
promptement possible, mais un retard de un ou deux jours n'est
pas une cause d'échec, à condition que la plaie soit en parfait
état et apte à une réunion immédiate ; sinon, il faut nettoyer
et régulariser avec des ciseaux. »

*Doit-on employer le chloroforme ?* A ce point de vue nous
devons établir des distinctions. Lorsque la déchirure est considérable et la suture difficile à effectuer il faut de toute nécessité
avoir recours à l'anesthésie afin d'assurer l'immobilité parfaite
de la femme. Lorsqu'au contraire la rupture n'exige pas une
suture longue, on peut tenter d'opérer sans chloroforme. Du
reste, il est des cas où la douleur est presque nulle, et nous
avons cité deux observations dans lesquelles les sutures furent
faites sans que les malades en aient eu conscience. Toutefois, ne
l'oublions pas, il faut que le chirurgien voie clair et sache ce qu'il
fait. Pour peu que la malade soit pusillanime et indocile, nous
n'hésiterons pas à la chloroformer, afin d'éviter tout mouvement
intempestif, et nous le ferons toujours jusqu'à ce qu'un anesthé-
sique local soit venu remplacer avantageusement le chloroforme.
Ne pourrait-on pas, en effet, à l'aide de la cocaïne rendre
insensible la partie à opérer ? Nous n'avons pas d'expérience à ce

sujet, mais nous nous proposons à la première occasion d'expérimenter cette substance qui a déjà rendu, à la chirurgie de si grands et de si sérieux services.

En résumé, il faut toujours anesthésier dans les cas sérieux, et même dans les cas moins graves si la femme ne paraît pas absolument courageuse ou si les parties lésées ne sont pas du fait même de la compression déjà insensibles.

Ceci posé. Quel *fil* prendrons-nous? Nous avons le choix entre le fil d'argent, la soie phéniquée et le catgut. Nous le déclarons tout d'abord, nous acceptons l'un ou l'autre de ces moyens de contention, le fil d'argent aussi bien que la soie, aussi bien que le catgut, peut remplir le but demandé et nous servira le cas échéant ; mais toutes les fois que nous aurons la liberté de choisir, ce sera le catgut que nous emploierons, parce qu'il est résorbable spontanément.

De la sorte, nous n'avons pas, quelques jours après l'opération, à enlever les fils ce qui est douloureux, nécessite de grands mouvements dangereux pour la suture si la réunion n'est pas encore complète et ce qui aussi effraie l'opérée. Enfin, le fil d'argent en restant dans les tissus forme corps étranger et constitue par lui-même une épine irritative qui demande à être surveillée sous peine de devenir dangereuse.

On a reproché au catgut de se ramollir trop vite surtout quand une partie de la suture est exposée à l'air et baignée par une quantité considérable de liquides. Eug. Bœckel limite l'emploi du catgut à la réunion des parties parfondes dans la crainte de voir une résorption trop rapide amener une désunion au bout de quelques jours. Bröse est loin de partager ces scrupules, il pense que dans les déchirures complètes le catgut est résorbé vers le septième jour et que par suite si à ce moment il n'y a pas réunion régulière le fil de soie ne serait pas mieux en état d'assurer la cicatrisation. En général, si l'on emploie du catgut de grosseur convenable, du numéro 2, par exemple, il faut attendre six fois vingt-quatre heures pour que la résorption soit complète et dans cet espace de temps la cicatrisation a eu le temps de se faire.

Doléris recommande pour avoir de bon catgut la préparation suivante : (méthode de Schédé) Séjour pendant quarante-huit heures dans la liqueur de Van-Swieten, et un temps variable dans l'huile essentiel de genièvre (Oleum juniperi), puis conservation dans l'alcool rectifié et, au moment de l'opération, immersion dans l'eau phéniquée à 1/25. Chaque fil de catgut doit avoir une longueur d'environ trente à quarante centimètres.

Les procédés opératoires sont nombreux, aussi notre intention n'est-elle pas de les décrire en détail.

Nous ne nous arrêtons pas au procédé aujourd'hui abandonné, de Langenbeck et Richet qui décollent la muqueuse de la paroi postérieure du vagin et s'en servent pour protéger la suture périnéale contre les liquides utérins et vaginaux ; ni à celui de Demarquay qui utilise le lambeau rectal résultant du dédoublement de la cloison recto-vaginale et lui fait jouer un rôle de protection semblable contre les matières fécales.

Nous avons, d'ailleurs, pris le soin de bien marquer la différence qui existe entre le mot périnéorrhaphie et le mot suture. Donc, ces opérations compliquées ne sauraient trouver place dans notre thèse.

Simon, Hegar, Hildebrandt font à la fois des sutures périnéales, des sutures vaginales et des sutures rectales. Gaillard Thomas se sert de fils d'argent qu'il tord au-devant du périnée. De plus, il fait suivre à ses fils un trajet parabolique, l'anse formée par le fil est complètement cachée dans les tissus et l'aiguille pénètre dans la peau à un centimètre de l'avivement, chemine parallèlement à la surface avivée jusque dans l'épaisseur de la cloison recto-vaginale, qu'elle traverse horizontalement pour ne pas atteindre la muqueuse rectale, puis, du côté opposé elle parcourt un chemin inverse du premier, pour ressortir à un centimètre et demi de la surface d'avivement De la sorte, lorsqu'on serre, les surfaces sont rapprochées comme les bords d'une bourse par un cordon.

D'autres chirurgiens au lieu de tordre leurs fils sur la ligne médiane, fixent les bouts sur les parties latérales du périnée par des boutons, des plaques de plomb, tubes de galli ou bouts de sonde. (Terrillon.)

Aujourd'hui deux procédés sont surtout employés, le procédé d'Emmet et celui de Bröse adopté par Doléris. Emmet emploie la suture entrecoupée à fil d'argent. Il fait de trois à cinq points de suture sur la ligne périnéale. La surface cruentée dessine la forme d'un papillon à ailes déployées dont le corps correspondrait à la cloison.

On fait les sutures en *commençant d'arrière en avant, de l'anus vers la vulve*. Le premier fil le plus près de l'anus doit contourner exactement la limite postérieure de la déchirure afin de ramener au contact les fibres du sphincter. La disposition de ce fil à la plus grande importance. Au lieu de rester dans le plan antérieur de l'ouverture anale, il dépasse ce plan en arrière. Enfoncé à un centimètre en dehors de la surface saignante, il chemine, d'abord, d'arrière en avant et de bas en haut parallè-lement à la solution de continuité, puis, s'incurve en dedans et passe dans l'épaisseur de la cloison pour suivre, du côté opposé, un trajet symétrique. Il fait donc un véritable fer à cheval et, Emmet a fait fabriquer une aiguille exprès. Les autres points sont menés de la même façon, et étant donnée la forme en papillon de la partie cruentée, les fils une fois fixés appliquent les surfaces ensemble à la façon des bords d'une bourse dont on serre le cordon.

Ce procédé a l'avantage de bien rétablir le sphincter, sans former d'éperon au-devant de l'anus comme l'avaient prétendu Verneuil et Kirmisson (1876 et 1885) qui pensaient qu'à la suite de cette opération par le mécanisme indiqué il pouvait survenir des rétrécissements de l'anus. Terrillon a réfuté cette opinion, et l'opération d'Emmet a l'avantage de se faire rapidement et simplement. Les fils doivent être laissés en place une huitaine de jours si l'on emploie les fils d'argent.

Ce procédé d'Emmet convient mal à la suture immédiate, il peut, certes, lui être appliqué, mais le plus souvent il est réservé à la suture secondaire et surtout tardive dans lesquelles l'avivement précède la suture.

Depuis quelques années le procédé d'Emmet a été remplacé par celui de Bröse qu'ont adopté en France Doléris et depuis, M. Charpentier.

Il s'agit ici d'une suture au catgut *continue en spirale* ou *en surjet* (Doléris).

Elle comprend la *suture vaginale* et la *suture périnéale* proprement dite. On commence par l'angle vaginal de la déchirure. On pratique à ce niveau deux points de suture assez rapprochés et on serre le fil par un double nœud. L'affrontement de la muqueuse vaginale doit être exact. Si les tissus sont déchirés profondément on commence par faire une suture dans les parties profondes, puis on termine par une suture superficielle. On a ainsi deux plans de suture. On termine la suture à la commissure ou on la fixe par un nœud. Il est bon de faire un ou deux points très larges comprenant une bonne épaisseur de tissus pour consolider le tout.

La suture périnéale se fait de même en allant de la vulve à l'anus. Si la plaie est superficielle on fait un seul plan de suture ; si elle est profonde, on fait un affrontement superficiel très exact avec quelques points profonds comprenant plus de largeur de peau de chaque côté et plus de tissus dans la profondeur.

Si la cloison recto-vaginale est déchirée dans une certaine étendue, sa restauration fait un temps indépendant ; il faut assurer d'abord le rapprochement des tissus sous-muqueux et réunir minutieusement les parties par des points réguliers qu'on assure par un nœud sans couper le fil bien entendu.

Bröse insiste sur ce fait que la suture ainsi pratiquée est plus rapide, et il ajoute que, dans le rapprochement des bords de la plaie, si la tension est grande, on peut pour éviter la formation de poches dans la profondeur des tissus, réunir d'abord les couches profondes de la plaie, puis, avec les mêmes fils affronter superficiellement les bords de la plaie ; et le fil de catgut ainsi placé entre les bords de la plaie n'empêche pas la guérison puisqu'il se résorbe facilement.

### SOINS CONSÉCUTIFS.

Doléris opère sous un courant d'eau antiseptique (Sublimé à 1/2000 ou bien solution phénique à 1/50).

Après l'opération, les règles les plus rigoureuses de l'antisepsie doivent être mises en usage.

1° Matin et soir on doit irriguer le vagin avec une solution désinfectante (Sublimé, acide phénique, acide borique). Il sera bon de placer ensuite dans le vagin un tampon de gaze iodoformée semblable à celui qu'on aura pu employer pendant l'opération. On fermera de plus le conduit vaginal par un autre tampon antiseptique appliqué sur la vulve. Dans le cas où l'écoulement lochial serait abondant, et où il y aurait danger à empêcher la sortie des liquides vaginaux, il nous paraît indiqué de placer dans le vagin un très gros tube à drainage évasé à sa partie supérieure de façon à embrasser le col de l'utérus. Ce tube, destiné à conduire au dehors les liquides, sera entouré dans le vagin par le tampon antiseptique. Au lieu de gaze iodoformée, il y aurait avantage quelquefois à employer la charpie de bois antiseptique qui absorbe admirablement et qui donne aujourd'hui de si beaux résultats dans le traitement des plaies.

2° Chaque jour, on mettra sur la plaie périnéale de l'iodoforme en poudre ou mieux du collodion iodoformé.

3° On maintiendra les jambes de la femme rapprochées au moyen d'un lien quelconque afin d'empêcher les mouvements qui pourraient tirailler la plaie. Enfin il sera bon dans les ruptures légères d'obtenir la constipation pendant trois jours par les opiacés, et pendant près d'une semaine si la rupture est profonde. Remarquons cependant que, grâce à l'antisepsie, beaucoup de chirurgiens, Trélat, Périer, etc., ont renoncé à l'emploi des opiacés, et ne redoutent en rien la défécation normale.

Tels sont les procédés. Nous inclinons fortement pour le procédé de Bröse (le procédé d'Emmet n'est d'ailleurs pas fait pour la suture immédiate) qui est simple et qui nous paraît réunir les conditions requises pour le succès de l'opération. Mais quel que soit le procédé adopté, n'oublions pas, et c'est par cette remarque que nous terminons, car elle est d'importance capitale, que c'est par l'antisepsie, par une antisepsie rigoureuse avant, pendant et après l'opération que le chirurgien obtiendra un succès opératoire constant, et la malade une guérison rapide, sûre et définitive.

## CONCLUSIONS

1° Les déchirures du périnée comprennent des degrés différents. Les indications opératoires varient selon ces degrés et l'étendue plus ou moins grande de la lésion. Il existe à ce point de vue une différence considérable entre les ruptures périnéales accompagnées de destruction du sphincter anal et de la cloison recto-vaginal, et les déchirures simples quelle que soit d'ailleurs leur étendue. Les ruptures centrales forment au point de vue du mécanisme de leur production une classe à part, mais, au point de vue thérapeuthique, elles doivent être rapprochées des ruptures simples, sans lésion sphinctérienne.

2° Le mode de production des ruptures périnéales varie beaucoup suivant les cas. Tantôt la déchirure succède à un accouchement long et pénible, alors les tissus sont profondément altérés; tantôt la sortie brusque de l'enfant rend compte de la lésion du périnée, et alors les tissus sont en bon état. Il en résulte, au point de vue opératoire des indications différentes, et le chirurgien doit toujours examiner avant de se décider à telle ou telle intervention, les conditions qui lui sont créées par l'état des parties sur lesquelles il est appelé à agir.

3° Certaines circonstances prédisposent aux ruptures. Du côté maternel, ce sont : les différentes malformations des parties osseuses ou molles du bassin ; les anomalies de l'utérus, du vagin et de la vulve ; le degré plus ou moins grand de résistance du périnée, son excès de rigidité, comme sa trop grande flaccidité ; ses variations de forme, etc. L'âge de la parturiente a son importance. Du côté du fœtus ce sont les anomalies de la tête, plus rarement du pelvis, du thorax ou des épaules. Certaines présentations prédisposent aux ruptures. Enfin toutes les interventions obstétricales sont particulièrement dangereuses.

4° Les différents états généraux, auxquels la femme peut être soumise, exercent une influence variable sur la cicatrisation de la plaie périnéale qui a été suturée. La syphilis n'est pas une contre-indication à l'opération.

5° Les plaies périnéales non réunies sont exposées à différents accidents : Primitivement à la résorption des produits septiques, secondairement, on voit se produire le prolapsus des organes pelviens, l'atrophie des muscles du périnée, la rétraction des lambeaux et la production de tissu cicatriciel, dur et impropre à l'affrontement ultérieur des parties divisées.

6° Le mot périnéorrhaphie doit être réservé aux cas où l'avivement est pratiqué. Le mot suture immédiate convient mieux lorsque toute dissection et tout avivement sont inutiles. La suture pratiquée immédiatement après l'accouchement est l'opération qui expose le moins la femme aux accidents et qui la met le plus sûrement à l'abri d'infirmités repoussantes. Les pansements antiseptiques sont en grande partie cause des résultats encourageants actuellement obtenus par le procédé de restauration immédiate.

7° L'indication formelle est d'opérer de bonne heure en s'entourant de toutes les précautions antiseptiques possibles. Le chloroforme sera employé toutes les fois que l'opération sera longue et que la femme sera peu docile. Le fil de catgut un peu gros devra être préféré à la soie et au fil d'argent. Parmi les procédés opératoires employés, la méthode de Bröse (suture continue en surjet) est celle qui doit être choisie tant à cause de la rapidité d'exécution que grâce aux résultats heureux qu'elle fournit.

8° Après l'opération, le vagin et la vulve devront être soigneusement désinfectés, et la plaie périnéale devra être recouverte d'un corps antiseptique ; l'iodoforme nous paraît réunir toutes les conditions désirables. Pour l'occlusion du vagin, il y a avantage à employer la charpie de bois antiseptique. Enfin la femme évitera tout mouvement capable de désunir la plaie et la constipation pourra être obtenue, pour empêcher la déchirure du sphincter anal et de la cloison recto-vaginale, mais cette indication devient moins formelle chaque jour depuis que l'antisepsie permet de ne plus redouter pour la plaie le contact des matières fécales qu'un lavage bien fait rend inoffensives.

LATOUCHE.

# BIBLIOGRAPHIE

Afin de ne pas rendre confuses les indications bibliographiques, nous citons seulement celles qui se rapportent directement à notre sujet, et nous renvoyons pour une bibliographie complète sur la périnéorrhaphie à l'excellente thèse de notre collègue Dayot (1886).

DANYAU. — Mémoire sur la périnéorrhaphie pratiquée immédiatement après l'accouchement. Journal de chirurgie de Malgaigne. — Juin 1843.

EUSTACHE de Lille.— Bulletin général de thérapeutique. —1878.

TERRILLON. — De la périnéorrhaphie pour remédier à la rupture totale du périnée.

BORAUD. — Thèse de Paris. — 1879.

RENAU. — Lille, 1882.

LUIZY. — Thèse 1883, Paris. — De la restauration du périnée pratiquée immédiatement après l'accouchement.

STAPFER. — Union médicale. — Novembre 1884.

De la périnéorrhaphie. — Concours médical. — 7 Mars 1885.

PERCY BOULTON. — Perinœorrhaphy. — British médical Journal. — Octobre 1885.

FRANK HASTINGS HAMILTON. — A few pratical remarks on rupture of the perineum. — Medical record. — June 20, 1885.

SCHWARTZ. — Société de chirurgie. — 15 avril 1885.

—        — Revue de chirurgie. — Novembre 1885. — Périnéorrhaphie secondaire.

HEYDENREICH. — De la périnéorrhaphie. — Semaine médicale. — 21 octobre 1885.

SKENE. — Périnéorrhaphie.— American Journal. — New-York, mars et avril 1885.

MEKERTTSCHIANTZ de Tiflis (traduction Charpentier). — Déchirures et protection du périnée. — 1885.

Alix. — De la périnéorrhaphie immédiale — Thèse, Paris, 1885.

M^me Inès-Gaches Sarraute. — Restauration du périnée. — Archives tocologie. — Août, septembre, octobre 1885.

Doléris. — Périnéorrhaphie immédiatement après l'accouchement. Archives tocologie, 1885.

Bröse.— La suture temporaire au catgut comme moyen de réunion des déchirures du périnée. — Appendice au Centralblatt f. Gynecologie. — 1883, n° 19.

France médicale. — 28 novembre et 1^er décembre 1885.

Verneuil. — Chirurgie réparatrice.

D^r Charpentier. — De la rupture centrale du périnée. — Novembre et décembre 1885, Archives tocologie.

Dayot. — De la périnéorrhaphie secondaire. — Thèse, Paris, 1886.

SAINT-QUENTIN. - IMPRIMERIE J. MOUREAU ET FILS.

www.ingramcontent.com/pod-product-compliance
Ingram Content Group UK Ltd.
Pitfield, Milton Keynes, MK11 3LW, UK
UKHW021157220726
13924UKWH00003B/1171